ÉLEMENS

DE

PHYSIOLOGIE.

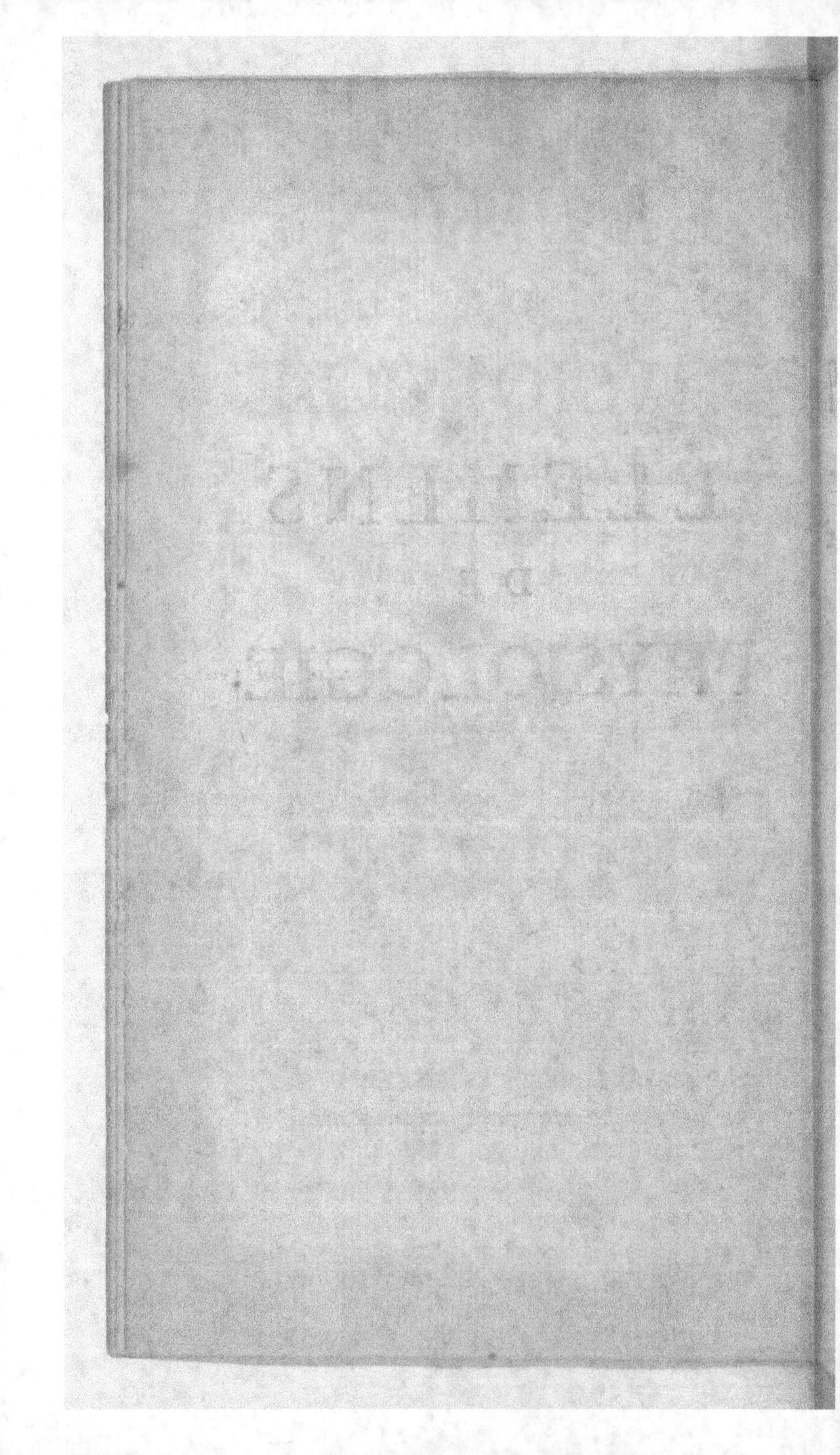

ÉLÉMENS

DE

PHYSIOLOGIE,

COMPOSÉS

En faveur de ceux qui commencent
à étudier en Médecine.

Par M. *** *Docteur en Médecine.*

A PARIS;

Chez Guilleaume Cavelier, Libraire, rue
S. Jacques, au Lys d'or.

M. DCC. LVI.
Avec Approbation & Privilége du Roi.

*Sequimur probabiliora ; nec ultra quàm
id quod verisimile occurrit , progredi
possumus ; & refellere sine pertina-
cia , & refelli sine iracundia parati
sumus.*   Cicer. Tuscul. II.

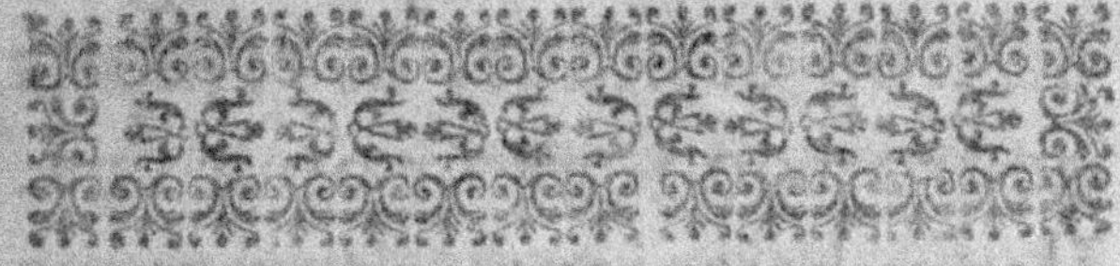

PRÉFACE.

JE ne pensois nullement
à composer un Traité de
Physiologie, lorsque je me
trouvai lié par hasard avec
des jeunes gens, qui commençoient à étudier en Médecine. Ils m'ont demandé
souvent quels livres ils consulteroient, qui pussent les
guider dans l'étude de cette partie de l'art de guérir.
Ils trouvoient, avec raison, tous les livres qu'ils

a iij

étudioient ou trop abrégés, ou trop étendus, & remplis de trop de sçavoir pour eux. Ils souhaitoient ardemment avoir un livre, qui, sans être trop concis, pût cependant être à leur portée, & leur frayer un chemin dans l'étude qu'ils vouloient embrasser. Je me suis prêté à leurs intentions, en leur donnant un petit Traité de Physiologie, qui contînt les choses principales, que doit apprendre un jeune homme qui en sortant de ses classes veut s'adonner à la Médecine. Malgré la précipitation avec laquelle il avoit été composé, ils en ont paru

contens , & m'ont pressé
très-vivement de le rendre
public : je me suis rendu à
leurs instances réïtérées ,
peut-être avec trop de facilité. Pour ôter une partie
des fautes qui s'y étoient
glissées , je l'ai revû avec le
soin & l'attention dont je
suis capable; flatté de pouvoir contribuer , quoique
foiblement , à l'avancement
de ceux qui se destinent à
une profession , dont le but
est de conserver & de pro-
longer la vie des citoyens.

Je sens bien qu'il ne peut
être d'aucune utilité pour
ceux , qui déja instruits dans
la Médecine , sont en état

de puiſer eux-mêmes dans les ſources d'où il eſt tiré ; mais mon intention n'a été que d'aider les Commençans ; c'eſt pourquoi je l'ai débarraſſé de la plûpart des citations par leſquelles j'aurois pû appuyer les propoſitions que j'avance. J'ai imaginé que ce vain étalage d'érudition ne ſerviroit qu'à détourner le Lecteur.

J'ai long-temps balancé, ſi je le donnerois en Latin ou en François ; mais ayant réfléchi que bien des gens du monde, à qui la langue Latine pourroit n'être pas familière, ſur-tout dans un temps où elle paroît tom-

ber dans le mépris, auroient
peut-être envie de jetter
un coup d'œil fur cet Ou-
vrage ; j'ai cru qu'il valoit
mieux le compofer en François. S'il eût été deftiné
pour des Sçavans, je l'aurois écrit en Latin ; mais
c'eft trop peu de chofe pour
qu'ils daignent le lire. Il
n'eft fait abfolument que
pour ceux, qui n'ayant encore aucune teinture de Médecine, font bien aifes de
fe procurer quelques con-
noiffances dans une Science,
dont l'objet intéreffe tous
les hommes.

Ce qui m'a le plus em-
barraffé a été l'ordre que je

donnerois aux matières contenues dans cet Ouvrage.
Presque tous ceux qui ont
traité de cette partie si essentielle à l'art de guérir,
ont suivi chacun une mé-
thode particulière. A la vérité lorsque l'on écrit pour
des gens déja instruits, il
est assez indifférent de commencer par telle ou telle
fonction : mais il n'en est pas
de même lorsqu'il est question de personnes, qui n'ont
encore aucune notion d'un
Art, ou d'une Science quelconque ; il faut aller par
degrés & développer suc-
cessivement leurs connois-
sances. C'est pourquoi, avant

que de parler des fonctions
de notre corps , je traiterai
de ſes élémens , des différentes parties qui le com-
poſent ſoit ſolides ſoit fluides, j'examinerai la fameuſe
queſtion ſur l'exiſtence des
eſprits animaux ; je parlerai de l'action muſculaire,
tonique & élaſtique, j'ajoû-
terai quelque choſe ſur les
tempéramens.

J'expoſerai enſuite en détail toutes les fonctions ,
en commençant par la di-
geſtion ; ſans ſuivre la diſtinction que les Auteurs ont
admiſe en fonctions natu-
relles , animales & vitales,

dont je donnerai cependant les définitions ; je continue- rai en traitant de la Respi- ration, & en faisant men- tion de ses usages princi- paux ; je parlerai de la San- guification & de la Voix. Ayant ainsi vû comment se forme le chyle, & com- ment il change de nature pour devenir du sang, je traiterai de la circulation du sang ; & j'exposerai le méchanisme de la nutrition & de l'accroissement ; en- suite je passerai aux sécré- tions, & sans m'amuser à discuter les différentes opi- nions sur cette question,

je proposerai celle qui me
paroît la plus vraisemblable.
C'est la conduite que je
tiendrai presque toujours
dans les questions, qui ont
divisé les Auteurs; je m'é-
carterai cependant de cette
régle, que je me suis impo-
fée, toutes les fois que l'u-
tilité de ceux pour qui je
travaille, semblera l'éxiger.
Il en sera de même pour la
description Anatomique des
parties; car quoique je pen-
fe que le meilleur livre
d'Anatomie, soit l'inspection du cadavre même,
cependant j'entrerai dans
quelques détails à l'égard de

tous les articles, où je croi-
rai ne pouvoir m'en difpen-
fer pour mieux faire entendre le méchanifme de quelque fonction, qui quelquefois ne peut abfolument
point être compris fans la
connoiffance de la ftructure
des parties. Dans la génération, par éxemple, qui
fuivra immédiatement le
chapitre où il fera traité des
fécrétions, il faut néceffairement avoir une idée des
parties deftinées à cette importante fonction, pour en
connoître l'action. Je finirai
ce petit Traité par ce qui
regarde les Sens, que je di-

viferai en internes, & en externes.

Tel eft le plan de cet Ouvrage uniquement deftiné pour ceux qui commencent: l'ordre que j'ai fuivi, m'a paru le meilleur, dans l'intention où j'étois de le compofer feulement pour ceux qui n'ont encore aucune connoiffance en Médecine. On y trouvera peut-être quelques répétitions, mais elles étoient indifpenfables ; & quoique j'aie eu foin de les éviter, j'ai mieux aimé cependant dans certaines occafions mériter ce reproche, que celui d'être trop obfcur.

Pour ce qui regarde le
ſtyle , j'ai tâché d'être le
plus clair qu'il m'a été poſſible ; je n'ai point viſé à
l'élégance, l'attention que
j'y aurois donnée , auroit
pû faire tort aux choſes que
j'avois à dire : d'ailleurs cet
Ouvrage doit trop intéreſ-
ſer par lui - même , pour
avoir beſoin des agrémens
d'une belle élocution, dont
j'aurois été peut-être incapable. Quoi qu'il en ſoit,
mon but a été d'être utile
aux Commençans, & c'eſt
pour eux ſeuls que j'ai tra-
vaillé : ſi j'ai rempli mon
objet, je ſuis ſatisfait; mais

ſi malgré mes ſoins, les jeunes gens ne retirent aucun
fruit de mon travail, qu'ils
me ſçachent au moins gré
de ma bonne intention :

Primitias dedimus, quas noſter agellus habebat,
Quales ex tenui rure venire ſolent.

TABLE
DES CHAPITRES
ET DES ARTICLES
Contenus dans cet Ouvrage.

S E C O N D E P A R T I E.

Fin de la Table.

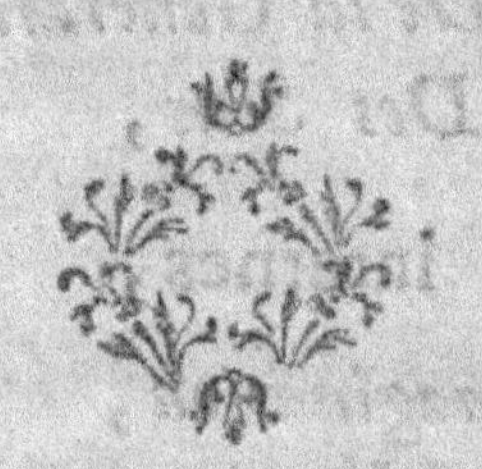

ERRATA.

*P*Age 13 *ligne* 13 des vaisseaux, *lisez* de
vaisseaux.

P. 17 *lig.* 14 celle-ci, *lis.* celles-ci.

Id. *lig.* 16 reproduisent, *lis.* reproduisoient.

P. 40 *lig.* 19 nous entrons, *lis.* nous entrerons.

P. 42 *lig.* 2 les sucs nourriciers, connus, *lis.*
le suc nourricier, connu.

P. 56 *lig.* 4 tout l'antérieur, *l.* tout l'intérieur.

P. 57 *entre la ligne* 12 *& la ligne* 13 *ajoutez*,
c'est pour cela qu'elle est plus abondante.

P. 58 *lig.* 10 à la membrane, *lis.* par la membrane.

P. 157 *à la note. l.* 1 M. Jos. Raulin, D. M. P.
lis. M. Jos. Raulin, D. M.

P. 189 *à la note*, *l.* 2. 1754. *lis.* 1747.

P. 275 *lig.* 2 la veine *bronchiale*, *lis.* l'artère
bronchiale.

P. 295 *à la note*, de M. Jises, *lis.* M. Fises.

P. 301 *lig.* 12 postérieurement, *lis.* inférieurement.

P. 329 *lig.* 21 qui forment des, *lis.* que forment les.

P. 427 *lig.* 10 sçavoir, par le cordon ombilical, *lis.* sçavoir, par les pores, par le
cordon ombilical.

ELÉMENS

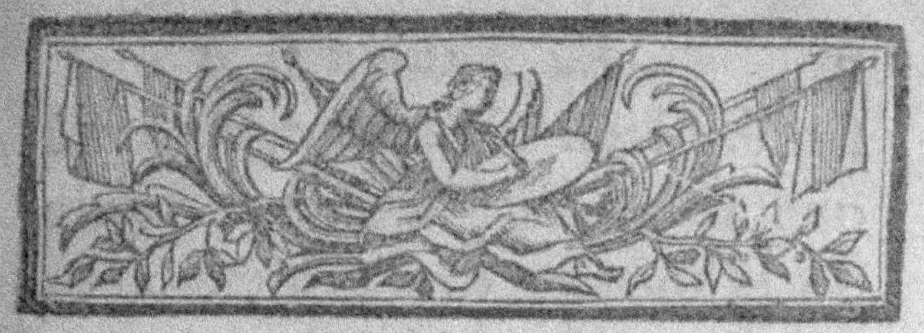

ÉLÉMENS

DE

PHYSIOLOGIE.

INTRODUCTION.

LE mot de *Physiologie* veut dire discours de la nature, si l'on ne le considere que d'après son étymologie. Les Médecins ont fixé sa signification, ils ont appellé *Physiologie*, cette partie de la Médecine qui traite de tout ce qui constitue l'homme en

A

santé. Il est aisé de voir par là que la *Physiologie* est une partie de la théorie de la Médecine, qu'elle a pour objet & pour but la connoissance de l'homme sain.

C'est cet objet que les Médecins ont appellé *choses naturelles*; c'est-à-dire, tout ce qui a rapport à la nature du corps humain; & comme ils admettoient six de ces *choses naturelles*, sçavoir, les élémens, les tempéramens, les humeurs, les parties, les esprits & les fonctions, ils avoient divisé la *Physiologie* en autant de parties.

Cette division, quoique très-méthodique, n'a point été suivie de la plûpart des Auteurs, sans doute ils ont eu de bonnes raisons pour admettre un ordre différent: à la verité ils ont tra-

vaillé pour des gens déja inftruits,
auxquels il étoit peu important
de commencer à voir l'explication de telle ou telle fonction.
Sans vouloir difcuter ici quel
eft l'ordre le plus convenable,
j'ai cru qu'il étoit plus à propos
de fuivre à peu près la plus an-
cienne de toutes les divifions de
la *Phyfiologie*, elle entre mieux
dans les vûes que j'ai eues en
compofant ce petit Traité, que
l'on pourra regarder comme divifé en deux parties : la premiere
contiendra tout ce qu'il eft néceffaire de fçavoir pour comprendre le méchanifme des fonctions, qui feront l'objet de la
feconde.

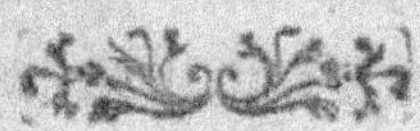

A ij

PREMIERE PARTIE.

CHAPITRE PREMIER.

Des Elémens.

LES élémens en général sont des substances simples ou premières, qui servent à composer un tout, & dans lequel il se résout lorsqu'il est détruit.

Les sentimens ont été partagés sur leur nature. Quoique cette discussion ne soit pas indispensablement nécessaire pour l'intelligence de la *Physiologie* ; cependant il est bon d'en dire quelque chose, & d'exposer en peu, ce que les Auteurs ont pensé à ce sujet.

Suivant *Ariſtote* il faut diſtinguer les élemens des principes, parce que ceux-ci ne tombent point ſous les ſens, pendant que les élémens ſont ſenſibles. Il en admettoit quatre, le feu, l'air, l'eau & la terre ; c'étoit delà que l'on devoit déduire les propriétés premières communes à tous les corps, ſelon lui ; ſçavoir, le chaud, le froid, l'humidité & la ſéchereſſe, & celles qu'il appelle ſecondaires, qu'il diviſe en ſenſibles, & occultes.

Epicure & *Gaſſendi* ſoutiennent qu'il n'y a que deux élémens, le plein, & le vuide : c'eſt-à-dire, les atomes qui ſont de petites portions de matière, qu'ils ſoûtiennent être indiviſibles, dans un mouvement continuel qui ſe fait dans le même ſens, ce qui

les rend impénétrables : ils leur
attribuent quatre propriétés essentielles ; sçavoir, la grandeur, la
figure, la pesanteur & le mouvement : cette dernière propriété, qui, jointe à la pesanteur,
produit l'union des différens
corps, ne connoît d'autre cause
que l'Etre Suprême. Quant au
vuide ils en supposent de deux
espèces ; le premier est l'espace
intermédiaire qui se rencontre
entre les parties de chaque corps;
le second est celui dans lequel se
meuvent les différens corps.

Descartes au contraire pense
qu'il n'y a point de vuide, & que
la différente configuration des
parties de la matière constitue
les élémens des corps ; c'est pour
cela qu'il en admet de trois espèces : l'une qu'il appelle subtile,

qui eſt dans un mouvement continuel, & qui remplit tous les
intervalles ; elle forme, ſuivant
cet Auteur, les étoiles, le ſo-
leil & tous les corps lumineux :
la ſeconde eſt la matière globuleuſe qui produit tous les corps
diaphanes ; la troiſième eſt la
plus groſſière de toutes, & ſert
à compoſer tous les corps opaques. Ces trois matières ne diffèrent point eſſentiellement l'une
de l'autre.

Suivant les Chymiſtes anciens
on doit admettre cinq principes
qui ſervent par leur différentes
combinaiſons à compoſer tous les
corps ; ſçavoir, le mercure, le
ſel, le ſoufre, l'eau & la terre :
les Modernes n'en reconnoiſſent
que quatre ; ſçavoir, le feu, l'air,
l'eau & la terre : ce dernier ſen-

timent eſt le mieux fondé ; mais ce ſeroit nous écarter de notre objet que d'entrer dans un trop grand détail ; on peut conſulter ſur cela l'excellent Traité de Chymie Théorique de M. *Macquer*, *D. M. P.* & les utiles leçons que donne M. *Rouelle* dans ſon Cours de Chymie.

Cette expoſition, quoique très-ſuccincte, doit ſuffire pour mettre au fait ceux qui liront les différens Auteurs , & leur faire entendre ce qu'ils ont écrit ſur les élémens de notre corps.

Sans vouloir recourir à ces parties premières , qu'il ne ſera ſans doute jamais poſſible de bien connoître , examinons quels ſont les principes dont ſont compoſées les parties du corps humain.

Si l'on en croit *Nenter* , &

M. *Haller* dans ſes commentaires
ſur la Phyſiologie de *Boerrhaave*,
le corps humain eſt compoſé de
trois principes ; ſçavoir, d'eau,
de terre & de matière graſſe ;
la réunion de ces trois principes,
ſe fait par le moyen d'une eſpèce
de glu, & forme un compoſé mucide & gras, ou glutineux ; & la
différence qui ſe rencontre dans
les parties de notre corps, ne
vient que de la plus ou moins
grande quantité de chacun de
ces principes, & de la différente
manière dont ils ſont combinés
enſemble. Cette eſpèce de glu eſt
démontrée dans l'analyſe chymique des os, des cheveux, &c;
& par la gelée, qu'on retire de
toutes les parties de notre corps,
plus ou moins abondamment, en
les faiſant évaporer juſqu'à une

certaine consistence, après qu'elles ont été cuites dans l'eau plus ou moins long-tems à raison de leur densité. C'est même de la facilité avec laquelle on retire cette gelée, & de sa quantité, que l'on doit déduire des conséquences dans le choix des alimens.

Il suit de ce que nous venons de dire, que dans l'origine toutes nos parties ont été fluides; cette vérité est démontrée surtout lorsque l'on fait attention à l'état des parties du férus dans l'instant de la fécondation; nous aurons occasion d'en parler lorsqu'il sera question de la génération. Cependant pour suivre l'ordre établi nous diviserons toutes les parties de notre corps en solides & en fluides.

CHAPITRE II.

Des Parties solides.

LES parties solides nous paroiſſent compoſées, & le ſont
effectivement de différentes fibres deſtinées à remplir toutes les
fonctions du corps humain, leurs
ſtructures & leurs uſages particuliers leur ont fait donner différens noms. Mais comme chacune des parties ſont compoſées
d'autres plus petites, il faut néceſſairement admettre une fibre
première, qui ne ſoit formée par
aucune autre : *Bergerus & Teich-
meyer* prétendent que cette fibre
première eſt formée d'une eſpèce
de duvet, qu'ils appellent *lanugo,*
dont ils démontrent l'éxiſtence

par ce qui se remarque dans toutes les cicatrices. Il est vrai
que lorsque l'on a reçu une bles-
sure, quand la réunion commence à se faire, on apperçoit une
sorte de glu, qui s'étend en forme
de petits filets de couleur cendrée ; ces petits filets en se réunissant produisent un corps fibreux &
réticulaire, qui par degrés s'assimi-
le à la partie même qu'il répare.

La recherche des parties élémentaires appartient plutôt au
Physicien, qu'au Médecin, qui
ne doit s'occuper que des choses
utiles à son état. C'est pourquoi
l'on peut admettre le sentiment
de *Nenter*, qui, s'il n'est pas vrai,
est du moins probable, & dont
la fausseté n'emporteroit aucun
inconvénient après elle, en supposant que son sentiment ne fût

pas conforme à la vérité.

L'éxistence de cette fibre première, connue sous le nom de *similaire*, est démontrée tant parce que la matière, quoique mentalement divisible à l'infini, a certainement des bornes dans sa division physique, que parce que si l'on fait attention à la décomposition des parties grossières, on apperçoit qu'elles se divisent en parties plus simples, qui sont elles-mêmes formées des vaisseaux encore plus ténus, & cette dernière division n'a pour principe que la fibre première dont nous venons de parler. Mais comment est-il possible, dira-t-on, que cette fibre première puisse former des tuyaux ? Tout ce que l'on peut dire à ce sujet ne peut être que conjecture ; cepen-

dant il est vraisemblable, que
ces vaisseaux premiers sont produits ou par la réunion de plusieurs de ces fibres premières,
moyennant cette espèce de glu
dont nous avons parlé, ou par
la disposition en espèce de spira-
le d'une seule de ces fibres ; quoi
qu'il en soit il est sur que cette
fibre première existe, tout ce
que l'on peut dire sur la façon
dont elle est disposée , ne peut
être fondé que sur des proba-
bilités.

Voyons maintenant quelles
sont les propriétés de cette fibre,
cette connoissance est celle qui
intéresse véritablement le Médecin. Elles peuvent se réduire à
deux. La première est la solidité,
qui est produite par la cohésion
de ce qui constitue son essence ;

l'éxistence de cette propriété est démontrée, parce que la fibre première résiste à l'impulsion continuelle des fluides ; cette propriété se fortifie avec l'âge, & est dûe à la nourriture, comme nous le verrons en parlant de la nutrition & de l'accroissement. La seconde propriété est l'élasticité, qui est prouvée par la faculté qu'a la fibre première de se retirer, en quelque sens qu'on la coupe, propriété qui existe même après la mort, quoiqu'elle soit considérablement diminuée ; car si l'on fait une incision à quelque partie d'un cadavre, les bords de l'ouverture s'écartent l'un de l'autre, moins à la verité que dans un animal vivant ; nous en verrons la raison en parlant de l'action tonique. Quelques gens prétendent que les os n'ont point cette propriété, parce que, difent-ils, lorfqu'un os eft coupé ou rompu, on ne voit point les bords de l'ouverture s'écarter ; il fuffit pour démontrer à ces perfonnes la fauffeté de leur fentiment, de leur faire faire attention que tous les os rendent du fon, lorfque l'on les frappe, & que ce fon ne peut être produit fans que leurs lames ne cedent à l'impulfion du coup, & ne fe rétabliffent enfuite, comme nous le ferons voir en parlant de l'organe de l'ouie, & du méchanifme du fon.

Des deux propriétés que nous avons affignées à la fibre première, il ne faut pas conclure qu'elle foit abfolument folide, la faculté qu'elle a de fe contracter, & fa flexibilité prouvent clairement le contraire.

Après avoir exposé la nature & la propriété des parties solides élémentaires, entrons dans un peu plus de détail, & voyons dabord la distinction que les Anciens admettoient dans les différentes parties du corps humain.

1°. Ils les divisoient, à raison de la matière qui les composoit, en *spermatiques*, & en *sanguines*; celles-là, suivant eux, devoient leur origine à la semence; celle-ci au sang : les premières une fois détruites ne se reproduisent point; les secondes, c'est-à-dire, les *sanguines* se réparoient quand quelque accident les avoit altérées ou détruites. Leur erreur venoit de ce qu'ils ignoroient que la matière de la nutrition est ab-

solument la même pour toutes
les parties de notre corps , &
que la couleur rouge des parties
charnues , est dûe au sang qu'elles reçoivent dans leur tissu , qui
est assez lâche pour lui en permettre l'entrée : car si l'on lave
bien ses parties, la couleur rouge , qui ne leur est point essentielle, se dissipe , comme il est
aisé d'en faire l'expérience.

2°. Ils distinguoient les parties
en *animales* , *vitales* & *naturelles* ,
à raison des différentes fonctions
auxquelles elles servoient;ainsi on
devoit ranger le cerveau dans
la classe des parties *animales* ;
le cœur & le poulmon dans
celle des *vitales* ; l'estomach, les
intestins, le foie, &c, dans celle
des *naturelles* : outre que cette
distinction n'explique rien , &

suppose la connoissance de ces fonctions, la même partie peut être animale, utile ou naturelle à raison de l'endroit où elle se se distribue ; par exemple, une artere ou une veine changera de nature, suivant eux, selon la partie dans laquelle elle se distribuera ; il est aisé de sentir par-là le peu de justesse de cette distinction.

3°. Ils pensoient que toutes les parties du corps humain étoient *similaires* ou *dissimilaires* : ils entendoient par *similaires* les parties composées d'une substance homogène, & rangoient dans cette classe les os, les cartilages, les ligamens, les tendons, les vaisseaux sanguins, les nerfs, les membranes : mais si l'on fait attention à la structure de toutes ces parties, on verra qu'elles ne peuvent se nourrir, & avoir du sentiment, que par des vaisseaux & des nerfs, qui entrent consé- quemment dans leur composi- tion : on doit donc conclure qu'on ne doit admettre d'autre partie *similaire*, que la fibre pre- mière dont nous avons parlé. Les parties *dissimilaires* étoient celles qui étoient composées de subs- tance de différente nature.

4°. Ils imaginoient que les parties de notre corps étoient *organiques & non organiques*. Les *organiques* étoient celles qui é- toient destinées à quelques fonc- tions, telles que les muscles, l'estomach, les glandes, &c. Les *non organiques* étoient celles qui de leur nature n'avoient aucune action, telles que les cartilages, les poils, la graiſſe, &c. Le défaut de cette diſtinction eſt facile à appercevoir; car il n'y a aucune partie, qui n'ait au moins l'action qui lui eſt néceſ-faire pour ſe conſerver, action appellée par les Auteurs *vis vitæ*; donc on doit rejetter l'eſpèce des parties appellées *non organiques*, puiſqu'elles n'exiſtent point.

5°. Enfin ils diſtinguoient les parties du corps humain en *no-bles* ou *maîtreſſes*, ſoit qu'elles fuſſent l'organe du ſentiment & du mouvement, comme le cerveau, par exemple; ſoit qu'elles ſerviſſent à la conſervation de l'individu, comme le cœur; ſoit enfin qu'elles fuſſent deſtinées à la propagation de l'eſpèce, telles que les parties de la génération; & en *miniſtres*, ou *ignobles*, qu'ils diviſoient encore en *néceſſaires*, telles que le poulmon, le foie, &c; & en *non néceſſaires*, comme le pied, la main, &c. Telles ſont les diſtinctions que les Anciens admettoient ; quoiqu'elles manquent de juſteſſe preſque toutes, il étoit cependant utile d'en parler pour pouvoir mettre à portée d'entendre ce qu'en ont écrit les Auteurs. Examinons maintenant le ſentiment des Modernes.

Ils n'admettent qu'une ſeule partie ſolide, que nous avons appellée *fibre première* ; c'eſt elle qui produit toutes les autres, à raiſon de la manière dont elle eſt diſpoſée. On peut conſulter à ce ſujet *Baglivi*, qui après avoir employé tous les moyens poſſibles pour s'inſtruire de la façon

dont les fibres font arrangées, a
enfin découvert, qu'elles étoient
difposées parallèlement, & que
leur union étoit affermie par des
fibres tranfverfales. La différence
qu'il a trouvée entre la difpofition
des fibres charnues & celle des
fibres membraneufes, eft que
dans les membranes, 1° les fibres
premières font plus tenues; 2°
qu'elles font difpofées en tout
fens.

Voyons actuellement quelles
font les différentes parties qui
compofent le corps humain, &
donnons-en une courte défini-
tion, nous réfervant d'en parler
plus au long, lorfque nous trai-
terons des fonctions.

Nous commencerons par les
os; ce font les parties les plus
dures de notre corps; ils font

blanchâtres, composés de lames posées les unes sur les autres comme par couches, & n'ont aucun sentiment ; leur dureté est différente à raison des âges ; dans les nouveaux-n s ils sont mous, & se durcissent avec le tems : on remarque cependant que les os de l'organe de l'ouie sont dans leur état de perfection, lorsque l'enfant sort du ventre de sa mere.

On divise généralement les os, en os plats, & en os longs: tous les os, si l'on en excepte les dents, sont enveloppés d'une membrane extrèmement sensible, connue sous le nom de *Périoste*. On distingue trois substances dans les os ; sçavoir, 1°. la partie *osseuse propremeut dite*, qui est la plus dure, située à l'extérieur, formée par de petites lames appliquées

les

les unes fur les autres ; 2° la fubftance *fpongieufe*, ainfi nommée par rapport à fa reffemblance avec une éponge, par les petites cellules qu'elle forme ; 3°. enfin celle qu'on appelle *réticulaire*, compofée de filets offeux qui fe croifent en différens fens. Ces trois fubftances font abfolument de la même nature, & n'ont d'autre différence que l'arrangement des fibres qui les conftituent. On ne trouve point dans les os plats, tels que ceux de la tête, de fubftance *réticulaire*, la fubftance *fpongieufe*, connue pour lors fous le nom de *diploé*, occupe le milieu de l'épaiffeur de l'os. On remarque des pores dans tous les os, deftinés au paffage des vaiffeaux de tout genre.

Le *cartilage* eft une partie

blanche, dure, élastique, polie, privée de sentiment, qui se rencontre principalement aux extrémités des os, pour en faciliter le mouvement : il a une grande analogie avec les os, aussi voit-on avec l'âge les cartilages s'ossifier. Il en est cependant, qui ne s'ossifient jamais, tels sont, par éxemple, les cartilages mobiles, que l'on trouve à l'articulation du fémur avec le tibia. Quoique le principal usage des cartilages soit d'aider les articulations, on en voit cependant quelques-uns qui sont destinés à d'autres fonctions, tels que ceux de la trachée-artere, ceux de l'oreille, &c.

Le *ligament* est, après les os & les cartilages, ce qu'il y a de plus solide dans le corps humain, il

fert à l'union de certains os. C'eft
une partie blanchâtre, ferme,
dont le tiffu eft fort ferré, de façon cependant que fes fibres peuvent prêter en différens fens affez,
pour que les mouvemens fe faf-
fent. Quoique les ligamens ayent
différens noms, à raifon de leurs
formes & de leurs ufages, on
peut cependant les réduire à deux
claffes : la première renferme les
ligamens membraneux & cap-
fulaires, comme on le remarque
dans les articulations où il y a
mouvement en tout fens, telle
que celle du bras avec l'épaule :
la feconde comprend ceux qui, fe
trouvent aux articulations où il y
a flexion & extenfion, par exemple, à l'articulation du bras & de
l'avant - bras : ces ligamens font
ronds, tendinenx, plus ou moins

B ij

forts à raison de la force de l'articulation.

Les *nerfs* font des cordons
blanchâtres, plus ou moins gros,
qui viennent tous du cervelet ou
de la moëlle de l'épine. Ils font
composés de deux substances;
l'une intérieure est fournie par la
moëlle allongée ou celle de l'é-
pine, l'autre externe est produite
par le prolongement de la pie &
de la dure-mère. La division des
différens rameaux de nerfs ne se
fait pas comme celle des veines
& des artères : il faut en considérer chaque cordon comme un
faisceau de plusieurs petits tuyaux
cylindriques, tous distingués les
uns des autres depuis l'endroit
d'où ils partent, jusqu'à celui où
ils vont se terminer. Il faut observer de plus qu'ils font moins

folides dans leur origine , & vers leur fin , car lorfqu'ils font prêts d'entrer dans la partie à laquelle ils fe doivent terminer , ils fe dépouillent de leurs enveloppes, & forment ou une membrane très-tenue, ou une efpèce de pulpe. Tels font les organes du mouvement & du fentiment ; nous expliquerons en parlant des efprits animaux , comment ils y peuvent contribuer.

Les *mufcles* font les parties charnues des animaux, qui fervent à mouvoir le corps ; c'eft un compofé de fibres , qui font raffemblées en quantité de petits faifceaux. Il faut diftinguer dans chaque mufcle fon corps , & fes extrémités.

Le corps appellé *ventre* par les Anatomiftes , eft la partie

moyenne ; on y remarque un
nombre presque infini de paquets
de fibres charnues, dont la couleur rouge est dûe aux artères,
& aux veines qui entrent dans
sa composition ; son tissu peu
serré lui permet de se contracter & de s'étendre, dans les différens mouvemens involontaires
ou spontanés. Nous aurons lieu
d'expliquer tout cela en détail,
lorsque nous ferons mention de
l'action tonique, musculaire, &
élastique. Les extrémités des
muscles sont composées d'une
pareille quantité de fibres que le
corps, mais elles sont beaucoup
plus rapprochées, & l'injection
la plus fine n'a jamais pû y laisser
appercevoir aucun vaisseau san-
guin : aussi ces parties sont-elles
blanches & dures. Les extrémités

de tous les muscles font ou des *aponevrofés*, ou des *tendons* ; on entend par *aponevrofé*, une membrane denfe & ferrée, compofée d'autant de fibres que le mufcle même; elle lui fert d'attache , ou en recouvre d'autres ; & par *tendon* on entend un corps blanc, ferme & dur. Ces parties font d'une fenfibilité extrême, ce qui eft démontré par la douleur que l'on reffent lorfqu'elles font piquées ou diftendues outre mefure par quelque caufe que ce foit. On divife ces extrémités en *tête* & *queue;* on appelle *queue* la partie mobile, & *tête* celle qui ne l'eft pas; mais fouvent il arrive que celle qui étoit mobile ceffe de l'être , & *vice verfâ.* Nous ne nous arrêterons pas ici à éxaminer, fi les fibres mufculaires char-

B iv

nues ou tendineuſes tirent leur
origine des artères, des veines,
des nerfs, ou enfin des vaiſſeaux
lymphatiques; cette diſcuſſion ne
ſerviroit à rien.

Les *artères* ſont des tuyaux
longs, membraneux, deſtinés à
porter le ſang du cœur aux extrémités : les Auteurs ſont peu d'accord ſur le nombre des membranes dont elles ſont compoſées, les uns en ont multiplié
le nombre, d'autres l'ont diminué : nous croyons qu'on doit
en admettre quatre ; la première
qui eſt la plus extérieure eſt cellu-
leuſe, & dans quelques artères
un peu graiſſeuſe : la ſeconde eſt
tendineuſe, & ne diffère de la
première qu'en ce que ſon tiſſu
eſt plus denſe, comme la macération le fait voir : c'eſt cette

membrane qui s'ossifie quelquefois dans les vieillards ; il entre
dans sa composition, des artères,
des veines & des nerfs : la troisième est musculaire, & est formée par des fibres charnues disposées circulairement : la quatrième enfin est lisse & polie, &
la direction de ses fibres est droite.
Elles recoivent le sang du cœur,
& alors se dilatent, cette action
est appellée *diastole* ; lorsque le
cœur se dilate, pour lors elles
se contractent, cette action est
nommée *systole* : c'est sans doute
pour résister à l'impulsion du sang,
que la nature leur a donné la
force que l'on remarque dans
leurs membranes.

Les *veines* servent à reporter
le sang des extrémités au cœur ;
elles ont le même nombre de

membranes que les artères , mais elles font moins fortes , vraifem- blablement parce qu'elles reçoi- vent le fang d'une manière tou- jours uniforme , & qu'on n'y ob- ferve aucun battement fenfible. La capacité des veines eft beau- coup plus grande que celle des artères , pour faciliter le retour du fang , devenu plus épais par les différentes humeurs qui en ont été féparées ; car alors il n'eft plus divifé par aucune ac- tion ; c'eft auffi pour aider fon retour qu'on y remarque des val- vules femicirculaires.

Les *glandes* font des corps ronds ou ovales pour la plupart, deftinés à féparer ou à préparer une humeur quelconque. Il ne faut cependant pas imaginer que toutes les humeurs de notre corps

ſoient ſéparées dans des glandes,
il en eſt pluſieurs, comme nous
le verrons par la ſuite, qui ſe
ſéparent ſans ce ſecours. Les glandes ſont compoſées d'un grand
nombre de vaiſſeaux de toute eſpèce, c'eſt ce qui a donné lieu à
la diviſion des Auteurs ſur leur
ſtructure. Les uns, avec *Malpighi*
croient que les glandes ſont un
entortillement de vaiſſeaux avec
une cavité intermédiaire, où eſt
dépoſée l'humeur qui a été ſéparée : ils prouvent leur ſentiment,
1°. Parce que ſi l'on preſſe, par
éxemple, les glandes de la peau,
ou quelqu'autre glande, il en
ſort une humeur ſouvent trop
épaiſſe, pour avoir pû être contenue dans le ſeul vaiſſeau excrétoire, dont la capacité eſt quelquefois preſqu'inſenſible: 2°. Dans

B vj

les tumeurs qui furviennent aux glandes, on trouve une humeur épanchée dans des véficules, qui pour lors à la vérité font diftendues, mais qui n'auroient pû être produites par le dépôt de la matière. 3°. Dans l'état naturel on remarque dans le foye un nombre infini de véficules, d'où partent les pores biliaires. Ces motifs nous paroiffent beaucoup plus vraifemblables, que les raifons de ceux qui, avec *Ruyfch*, prétendent que les glandes ne font qu'un compofé de vaiffeaux difpofés en forme de peloton fans aucune cavité. Car quoique cet Auteur ait réduit en vaiffeaux des glandes entières, on n'en doit pas conclure pour cela qu'il n'y ait point de cavité intermédiaire, puifque les injections ont

pû détruire les parois de la véſicule, & la faire ainſi diſparoître.
On diviſe communément les
glandes en *conglobées* & en *conglomérées*. Quoique cette diſtinction ne ſoit pas fort éxacte, comme nous aurons occaſion de le
voir en parlant des ſécrétions , il
faut cependant expliquer ce que
les Auteurs entendent par ces
mots. Ils appellent *conglobées* les
glandes ſimples , telles que celles des inteſtins , par exemple ,
& ils nomment *conglomérées* celles qui ſont compoſées d'un
grand nombre de glandes ſimples,
telles que ſont les glandes maxillaires , parotides , &c.

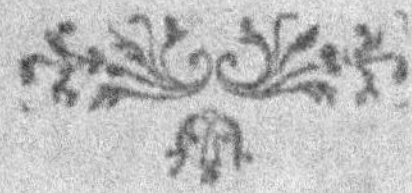

CHAPITRE III.

Des parties Fluides.

On appelle parties fluides, les humeurs qui se trouvent dans nos corps; le mouvement intestin, & la désunion des différentes parties qui les composent, les distingue des solides.

Les Anciens rapportoient toutes les humeurs du corps humain à deux classes en général, sçavoir, à l'humide inné ou radical, que nous apportons avec nous en naissant, & à celui qui se produit avec le temps. C'est à la consomption de cet humide radical ou inné, que l'on doit attribuer, suivant eux, la destruction de notre machine : car en-

vain prenons-nous des alimens,
jamais nos fucs, difent-ils, ne fe
réparent tels qu'ils étoient aupa-
ravant. Ce fentiment eft aban-
donné avec raifon par les modernes, qui éclairés par l'obfervation conftante de tout ce qui
concerne la nutrition, font intimement convaincus de fa fauffeté: c'eft pourquoi, fans rejetter
cet humide inné ou radical, ils
penfent que ce n'eft point à fa
confomption que l'on doit attribuer la mort, mais à la roideur
qu'acquèrent les fibres, à mefure
que nous vieilliffons. Car il eft
fûr que les alimens que nous
prenons, nous fourniffent des
fucs parfaitement analogues à
ceux que la diffipation continuelle nous a fait perdre. C'eft une
vérité qui eft démontrée par

les analyses Chymiques.

Nous ne nous arrêterons donc pas à rapporter ici les différens sentimens des Auteurs, qui, en traitant de la Physiologie, ont divisé les humeurs de notre corps, chacun suivant le système qu'ils avoient adopté.

Nous croyons devoir les rapporter toutes à quatre classes en général. La première renferme celles qui sont *nutritives* : la seconde celles qu'on appelle *récrémentitielles* : la troisième comprend celles qui sont connues sous le nom d'*excrémentitielles* : la quatrième enfin celles que l'on nomme *neutres*. Le détail, dans lequel nous entrons, fera sentir de quelle utilité il est, sur-tout pour des commençans, de s'attacher à ces divisions, qui, en fixant leurs connoiſſances , leur donnent un eſprit d'ordre & de méthode indiſpenſablement néceſſaire pour faire des progrès dans toutes les ſciences , & particulièrement dans la Médecine.

Des Humeurs de la première claſſe.

LES humeurs de la première claſſe ſont appellées *alimentaires*; elles ſont deſtinées à réparer la diſſipation continuelle qui nous feroit bientôt périr , ſi les alimens ne réparoient perpétuellement ces humeurs qui ſont la matière de notre reſtauration. C'eſt à l'*Hygiène* à examiner la nature, les doſes & les propriétés des différens alimens : il nous ſuffit maintenant de ſçavoir que l'on compte trois humeurs nourriciè-

res ou alimentaires , sçavoir , le
chyle , le sang & les sucs nourri-
riciers , connus sous le nom de
lymphe ; mais comme nous aurons occasion de parler de ces
trois humeurs , en parlant des
fonctions qui servent à leur préparation , nous remettons à en
faire mention alors: car en traitant de la digestion nous développerons suffisamment la nature
du chyle; à l'article de la sanguification , & de la circulation du
sang, nous expliquerons sa nature,
& les parties qui le composent;
enfin en exposant le méchanisme
de la nutrition , nous parlerons
du suc nourricier , dont nous ferons voir la nature & l'origine.

C'est donc pour éviter une ré-
pétition inutile , que nous ne faisons qu'indiquer ici les humeurs

de la première claſſe ; nous en
ferons de même pour les humeurs
des trois autres claſſes, lorſque
nous croirons, en parlant des
fonctions, ne pouvoir nous diſ-
penſer d'expliquer leur nature.

Des Humeurs de la ſeconde claſſe.

LES humeurs de la ſeconde
claſſe ſont connues ſous le nom
de *récrémentitielles.* On entend
par ce nom celles, qui, après
avoir été ſéparées de la maſſe du
ſang, y retournent en partie, &
en partie ſont pouſſées au dehors,
& ſont par-là de quelque utilité
à l'œconomie animale. Ce que
nous dirons en parlant des fonctions, fera mieux entendre encore cette ſeconde claſſe.

On compte neuf différentes

humeurs qui peuvent s'y rapporter ; fçavoir. 1°. la lymphe, 2°. la
falive, 3°. la liqueur qui fe trouve dans l'eftomach & les inteftins, 4°. le *mucus* dont ils font
enduits, 5°. le fuc pancréarique;
6°. la bile, 7°. la femence, 8°. le
lait, 9°. enfin le fang menftruel.
Examinons chacune de ces humeurs en particulier. Quoique
pour bien entendre leurs ufages,
& la façon dont elles font féparées, il eut été à fouhaiter peut-
être d'avoir une idée diftinéte
des fécrétions, & des fonétions
auxquelles fervent ces différentes liqueurs, j'ai cru que cet arrangement, quoique fujet à quelques inconvéniens, en entraînoit
cependant moins avec lui, que
tout autre : d'ailleurs en relifant,
ce que nous allons dire fur cha-

cune de ces humeurs, lorfqu'il
fera queftion des fonctions, auxquelles elles appartiennent, la
connoiffance préliminaire, que
l'on aura acquife par la lecture
de cet article, en facilitera encore l'intelligence.

De la Lymphe.

1°. La lymphe, ainfi nommée
à caufe de fon rapport avec l'eau,
eft une liqueur ténue, partici-
pante de la nature de l'eau & de
la gelée, féparée de la maffe du
fang, & contenue dans des vaiffeaux connus fous le nom de
lymphatiques. Elle a une telle
reffemblance avec la partie fé-
reufe du fang, qu'on pourroit
prefque dire qu'il n'y a entr'elles
aucune différence ; cependant
une analyfe éxacte démontre que

la ſeroſité du ſang eſt plus aqueuſe, & en même tems plus ſalée
que la lymphe, ce qui doit être,
puiſque le ſang contient la matière de l'urine & de la tranſpiration. La lymphe eſt compoſée
d'une grande quantité de phlegme, de quelques parties ſulfu-
reuſes, & d'un peu de ſel neutre, quoi qu'en diſent certains
Auteurs, qui prétendent, fondés
ſans doute ſur des expériences
mal faites, les uns que ce ſel eſt
alkali, les autres qu'il eſt acide.
Il eſt certain que jamais on ne
trouve d'autre ſel que du ſel
neutre dans notre corps, tant
que nous ſommes en ſanté.

Les Auteurs conviennent tous
unanimement, que la lymphe
tire ſon origine du ſang, mais
ils ſont diviſés ſur la manière

dont elle se sépare , dont elle parvient aux vaisseaux lymphatiques, & dont elle circule. Leurs sentimens peuvent se réduire à deux.

Les uns imaginant qu'il ne peut se faire aucune sécrétion dans le corps humain sans le secours des glandes , en admettent de petites situées aux extrémités des artères , & prétendent prouver leur sentiment par l'expérience suivante. Si , disent-ils , on introduit dans un vaisseau lymphatique un siphon rempli de mercure , ou d'une liqueur quelconque, la glande la plus voisine, en injectant la liqueur , se trouve remplie de la liqueur ou du mercure. Mais cette expérience ne prouve point la part qu'ont les glandes dans la sécrétion de

la lymphe, elle démontre seulement la communication de la
glande & des vaisseaux lymphatiques. Il falloit faire voir, pour
prouver ce sentiment, les glandes situées à l'extrémité des artères, ce qui étoit impossible, puisqu'elles n'existent point.

D'autres soûtiennent que les
vaisseaux lymphatiques tirent leur
origine des artères mêmes. Ils se
fondent sur les expériences suivantes. 1°. Si l'on injecte une
liqueur fort fine dans les artères,
elle est reprise par les vaisseaux
lymphatiques, & par les veines.
2°. Dans les maladies inflammatoires les vaisseaux lymphatiques
se dilatent, & reçoivent la partie
rouge du sang, comme il est aisé
de s'en appercevoir dans les inflammations qui surviennent aux
yeux.

yeux. 3°. Le sang tiré des artères contient beaucoup plus de
sérosité, que celui qui vient des
veines. Ne pourroit-on pas dire
que toutes ces expériences prouvent simplement que les vaisseaux
lymphatiques ne viennent point
des veines ?

Mais si l'on admet avec *Stahl*
des espaces poreux intermédiaires, ou des espèces de cellules
pulpeuses, dans lesquelles le sang
est déposé avant que de parvenir aux veines, il sera aisé d'expliquer tous les phénomènes,
qui appartiennent aux vaisseaux
lymphatiques ; pourquoi, par
éxemple, ils se gonflent lorsque
l'on souffle dans les veines, &c?
Ceci supposé, que nous expliquerons plus en détail en parlant
de la circulation du sang, voyons

à présent la façon dont la lymphe se sépare, & dont elle circule : c'est à M. *Ferrein*, *D. M. P.* que l'on doit une partie de ces découvertes.

Lorsque le sang est parvenu aux dernières divisions des artères, il se fait une séparation dans les cellules pulpeuses dont nous venons de parler, la partie rouge mêlée d'un peu de sérosité est reçue dans les veines, & la lymphe est prise dans les vaisseaux lymphatiques appellés pour lors artères, qui, en se divisant en plusieurs rameaux, parviennent aux glandes, d'où cette même humeur est reprise par les veines lymphatiques, & portée ou dans le réservoir de *Pecquet*, ou dans le canal thorachique, ou aux veines souclavières, ou aux veines jugulaires.

Les vaisseaux lymphatiques
font composés d'une membrane
extrêmement fine, qui devient
cependant plus forte, à mesure
qu'ils s'approchent du canal thorachique : ils font entre-coupés
de valvules semilunaires, qui en
empêchant le retour de la lymphe, en facilitent le progrès. Ce
mouvement est encore aidé par
le battement des artères voisines,
& par les glandes, qui font comme autant de petits cœurs, dont
les fibres charnues redonnent
du mouvement à la lymphe, si
l'on en croit *Malpighi.*

L'usage de la lymphe est fort
étendu, car outre qu'elle sert à
la nourriture, puisqu'elle diffère
très-peu du suc nourricier, comme nous aurons occasion de le
dire en parlant de la nutrition;

c'eſt elle qui dans la bouche; ſous la forme de ſalive, dans l'eſtomach, les inteſtins & le pancréas, fournit des ſucs deſtinés à former le chyle, avec lequel elle ſe mêle de nouveau dans le canal thorachique. En un mot, elle joue un très-grand rôle dans l'économie animale, comme nous le verrons par la ſuite; auſſi peut-elle devenir la ſource d'une infinité de maux lorſqu'elle eſt altérée; c'eſt à la Pathologie à traiter des maladies qu'elle produit, lorſqu'elle eſt vitiée.

Elle eſt plus abondante dans certaines parties que dans d'autres; on trouve peu de vaiſſeaux lymphatiques dans la tête; il y en a davantage dans le foye, & les autres viſcères du bas ventre; mais c'eſt ſur-tout dans la rate;

& aux testicules, qu'il s'en rencontre le plus.

De la Salive.

II°. La salive est une liqueur
aqueuse, transparente, très-peu
saline, écumeuse, sans goût &
sans odeur. Elle est composée
d'une très-grande quantité de
phlegme, d'un peu de souffre
extrêmement divisé, d'un peu
de terre, & de quelque portion
de sel neutre. En vain a-t-on
voulu par divers procédés y démontrer des sels acides, ou alkalis ; toutes les expériences, qui
ont paru favoriser l'un ou l'autre
de ces sentimens, ont toujours
été tentées ou sur la salive de
gens malades, ou n'ont été que
le produit du feu : il est vrai que
l'erreur a été d'autant plus facile

que la salive s'altère très-aisément ;
c'est pourquoi les Médecins ne
peuvent avoir trop d'attention
dans la pratique, pour examiner
la salive des malades, qui tend
toujours à s'alkaliser, s'il est
permis de parler ainsi, pour peu
que la chaleur soit augmentée :
aussi le signe le plus certain de
la convalescence, quoiqu'il souffre cependant quelques exceptions, est, lorsque les malades
ont appétit, & trouvent aux alimens le goût qu'ils doivent avoir.
On doit donc regarder la salive
comme un savon naturel, ce qui
est confirmé par la propriété
qu'elle a de mondifier les ulcères, de résoudre les tumeurs,
de guérir les maladies de la peau,
telles que les dartres, & d'ôter
les taches. A la vérité à raison

des personnes, & des dispositions
différentes où elles se trouvent, la
salive est plus ou moins acre;
aussi dans les gens qui jeunent,
ou dans ceux dont les humeurs
sont plus acres, elle est plus résolutive.

La salive est séparée dans une
quantité de glandes, qui sont situées dans la bouche, ou dont
le canal excrétoire s'ouvre dans
cette cavité : les principales sont
les *maxillaires*, qui sont situées
au grand angle de la machoire
inférieure; les *amygdales*, qu'on
trouve dans le fond du gosier;
les *sublinguales*, qui sont posées
vers le fond de la bouche; les
thyroïdes, qui sont situées entre
les muscles du même nom; &
les *parotides* qui occupent tout
l'espace qui se trouve entre le

méat auditoire, & la machoire inférieure. Outre les glandes dont il vient d'être fait mention, tout l'antérieur de la bouche en est tapissé ; toutes ces glandes séparent une humeur composée des mêmes principes, qui ne diffère que par son dégré d'épaississement plus ou moins grand, produit sans doute par la différente structure des glandes & de leurs canaux excrétoires.

Cette humeur est fournie à toutes les glandes par les artères immédiatement, son usage est de faciliter la digestion, d'aider la déglutition, & de rendre les organes de la voix plus souples ; nous aurons occasion d'expliquer ailleurs toutes ces propriétés un peu plus en détail. Elles se déduisent aisément de sa nature savoneuse, & insipide, qui la rend miscible à tous nos alimens dont elle est en quelque façon le dissolvant, & dont elle n'altère point la saveur par rapport à son insipidité.

Tout ce qui peut exciter une irritation légere dans les glandes salivaires, tout ce qui empêche le retour du sang dans les veines jugulaires, est propre à augmenter la sécrétion de cette humeur, par la ligature de la veine jugulaire, & dans certaines maladies où le retour du sang est gêné, telles que la petite vérole surtout lorsqu'elle est confluente, la squinancie, &c. Cette sécrétion est aussi plus abondante lorsque le ton des parties est augmenté, comme dans la mélancholie, &c. C'est au même méchanisme

que l'on doit attribuer cette sécrétion de salive plus abondante,
lorsque l'on voit, l'on sent, ou l'on
desire quelque aliment appétis-
sant ; le nerf intercostal qui se
distribue dans toutes les glandes
salivaires, en augmente le ton ;
on voit arriver la même chose
dans le vomissement, ce qui est
produit à la membrane interne
de l'estomach, qui est la continuité de celle du palais.

Du Suc gastrique & intestinal.

III°. On trouve dans l'estomach & les intestins un suc parfaitement analogue à la salive,
qui n'en diffère que parce qu'il
est un peu plus atténué ; celui
qui se rencontre dans l'estomach
est appellé suc *gastrique*, celui
qui est dans les intestins, est nom-

mé *intestinal.* Ce suc est fourni par des glandes situées entre la quatrième & la cinquième membrane du ventricule & des intestins, qui sont différemment disposées à raison des différentes parties qu'elles occupent. Dans l'estomach il y en a beaucoup plus vers les orifices que vers le fond. Dans les intestins on distingue trois espèces de glandes ; les unes, par rapport à leur ressemblance à des grains de millet, ont été appellées *miliaires* par leur inventeur *Brunner* ; elles s'ouvrent par des canaux excrétoires séparés, & se rencontrent dans les intestins grêles, principalement dans le duodenum : les secondes qui sont particulièrement dans l'*ileum* & le *jejunum*, ne sont autre chose que la réu-

nion de plusieurs glandes *miliaires*, qui ne ressemblent pas
mal à des fraises, ce qui les a
fait nommer *fragiformes* par
Peyer, qui les a découvertes : les
troisièmes enfin ont la forme
d'une lentille, elles sont solitai-
res, & ne se trouvent que dans
les gros intestins. Quelques Auteurs fondés sur ce passage d'*Hippocrate*, *ructus acidus aliquam in-
dicat coctionem*, ont imaginé que
le suc gastrique étoit acide : mais
outre qu'*Hippocrate* ne fait mention dans cet endroit que des
convalescens, il n'est ici question
que d'un commencement de digestion, qui ne produit jamais de
rapport acide, lorsqu'elle se fait
bien dans des gens en santé,
comme nous le ferons voir en
traitant de la digestion. Il est aisé

de voir que cette humeur sert à
pénétrer de nouveau les alimens,
& à continuer l'action commen-
cée dans la bouche.

*Du Mucus de l'estomach & des
intestins.*

IV°. L'ESTOMACH & les in-
testins sont enduits d'une humeur plus épaissie, connue sous
le nom de *mucus*, qui est cependant de la même nature, & ne
diffère des deux précédentes,
que par son épaississement, & sa
ténacité. Ce *mucus* est séparé par
les mêmes glandes, dont nous
avons fait mention, en parlant
du suc gastrique & intestinal. Son
usage est de diminuer la trop
grande sensibilité des fibres intérieures de l'estomach & des
intestins, pour que la bile & les

fels trop acres des alimens n'y
excitent point une fenfation dou-
loureufe, comme il arrive, lorfque cette humeur a été détruite
par des purgatifs trop forts. Ce
mucus fert encore à rendre plus
fléxible tout le canal inteftinal,
& par conféquent plus propre à
tous les mouvemens qu'il doit
néceffairement faire.

Du fuc Pancréatique.

Vº. La dernière humeur parfaitement femblable à la falive,
eft le fuc *Pancréatiqne* : le Pancréas deftiné à la fécrétion de
cette humeur eft une glande fi-
tuée fous le fond & la partie
poftérieure de l'eftomach, compofée d'un grand nombre de petites véficules, qui font toutes

recouvertes par une membrane
fournie par le péritoine ; toutes
ces petites véſicules ſe terminent
en un canal excrétoire commun ,
appellé du nom de *Wirſungus,*
qui l'a découvert quoique *Tei-*
chmeyer prétende , page 138 ,
qu'il ait été connu avant l'auteur dont il porte le nom , par
Hoffman, Altorſin & *Euſtache.* On
a voulu démontrer dans cette
humeur un acide avec auſſi peu
de fondement que dans la ſalive.
Le rapport qu'il y a entre ces
deux humeurs a fait nommer cette glande la plus grande des ſa-
livaires. Ce ſuc coule continuellement par le canal de *Wirſungus,*
qui s'ouvre dans le canal *cholé-*
doc , deſtiné à laiſſer paſſer la
bile. A la vérité lorſque l'eſtomach eſt plein , il coule en plus

grande abondance, ce qui est
encore occasionné par le mouvement du diaphragme, & par la
force des muscles du bas ventre,
qui augmentent le ton des fibres
du Pancréas. Ce suc est destiné
à aider la digestion en imbibant
de nouveau les alimens, en les
atténuant, & en tempérant l'a-
creté trop grande de la bile. La
quantité de cette humeur démontre sa nécessité, car, si l'on
en croit M. *Haller*, *page* 383,
il s'en sépare trois fois plus que
de salive : aussi voit-on que, lorsque sa quantité est diminuée, l'a-
creté de la bile occasionne mille
maladies, & lorsqu'il s'y rencontre quelque obstruction, alors on
est exposé à des inflammations,
par rapport à la force avec laquelle le sang y est poussé.

De la Bile.

VI°. La bile doit être rangée parmi les humeurs récrémentitielles, quoiqu'en disent certains Auteurs, qui prétendent, qu'elle est entièrement poussée au-dehors, fondés, sur ce que le chyle n'est point amer, & sur ce que la bile retenue dans la masse du sang y produit plusieurs maladies, telles que les nausées, les dégouts ou inappétences, les vomissemens, la jaunisse, la fièvre, &c. Mais tous ces accidens ne sont produits que par la trop grande quantité de la bile, ou par son acreté ; ou enfin lorsque la bile de la vésicule du fiel se mêle avec le sang : car on doit en distinguer deux espèces, l'une qui vient immé-

diatement du foie, & qui coule
continuellement dans les intes-
ſtins ; l'autre qui eſt fournie par
la véſicule du fiel, & qui ne
coule que quand l'eſtomach la
force à ſortir, en excitant, lorſqu'il eſt plein, une contraction
dans les fibres muſculaires de la
veſicule qui la contient.

La ſécrétion de cette humeur
a cela de particulier, ſçavoir que
toutes les liqueurs, qui ſe ſéparent dans notre corps, ſont apportées aux organes ſécrétoires
par des artères, au lieu qu'ici
c'eſt la veine-porte, qui fait la
fonction d'artère : ce qui eſt démontré, 1°. parce que ſi dans un
animal vivant on lie l'artère hépatique, la bile ſe ſépare toujours :
2°. ſi l'on injecte par le tronc
de la veine-porte une liqueur

colorée, la plus grande partie
en est reprise par les ramifications de la veine-cave, & le
reste se trouve remplir les pores
biliaires, & teindre la substance
intérieure du foie : 3°. la quantité de la bile séparée excède de
beaucoup celle du sang apporté
par l'artère hépatique, qui conséquemment ne sert qu'à fournir
la matière de la nourriture du
foie : 4°. enfin, il y a une communication ou anastomose entre
les dernières branches de la veine-porte, & celles de la veine-
cave.

C'est pourquoi pour bien entendre tout le méchanisme de
la sécrétion de la bile, il faut exposer en peu de mots sa nature;
l'état du sang lorsqu'il parvient
à la veine-porte, & dire quel-

que chofe de la ftructure du foie.
Ce détail eft d'autant plus néceffaire que la bile joue un grand
rôle dans l'économie animale,
tant en santé qu'en maladie.

La bile eft une humeur réfi-
neufe, car elle eft inflammable
& foluble dans l'efprit de vin :
c'eft même un des moyens pour
diftinguer les pierres de la véficule du fiel, des pierres de la
veffie. Elle diffère cependant
des réfines végétales, en ce
qu'elle eft foluble dans l'eau.
C'eft une humeur fort pénétran-
te, de couleur jaune, amère au
goût ; elle eft compofée de fel
alkali volatil, d'huile inflammable, le tout délayé dans une
plus ou moins grande quantité
d'eau. C'eft-là la feule différence qui fe rencontre entre la bile

de la véſicule & celle du foie ;
c'eſt à cette moins grande quantité d'eau, que l'on doit attribuer la couleur plus foncée &
l'augmentation de l'amertume
de la bile de la véſicule. C'eſt
par la même raiſon que la bile eſt
plus ou moins acre ſuivant les
différens tempéramens ; ce dégré d'acreté eſt proportionné à
la roideur des fibres, qu'il occaſionne ſouvent. On doit donc
regarder la bile comme un ſavon
naturel propre à ſe mêler à toutes les liqueurs de notre corps.
Envain a-t-on voulu dire que ſon
ſel alkali étoit développé & à
nud, parce que mêlée avec le
ſyrop violat, elle le change en
verd, cela ne doit être attribué
qu'à l'union de la couleur jaune
avec la bleue, qui produit tou-

jours conſtamment du verd.

De tout ce que nous venon
de dire, on peut déduire aiſé
ment toutes les propriétés de l
bile, qui diviſe le chyle & l
rend par-là plus propre à paſſe
par les vaiſſeaux lactés ; car e
ſe mêlant avec les parties hui
leuſes, aqueuſes, ou ſalines des
alimens, qu'elle diſſout, elle les
atténue & les unit plus intimement entr'elles : ce que l'on démontre aiſément ; car en mêlant
éxactement de l'huile diſtillée
ou par expreſſion, de la réſine,
de la gomme ou de la graiſſe
avec de la bile de bœuf, on rend
toutes ces matières ſolubles dans
l'eau, & elles forment une liqueur blanche. La bile éxcite la
ſortie des matières fécales en
picottant les inteſtins, & détruit

les vers par son amertume : c'est
pour cela que dans la jaunisse,
les matières que l'on rend sont
blanchâtres, & que l'on est sujet
aux vers ; car alors la bile ne
coule point, c'est aussi de son
peu d'amertume dans les enfans,
que l'on doit expliquer pourquoi
ils sont plus sujets aux vers ; la
douceur de leurs humeurs & de
leur nourriture y contribue. Lorsqu'on applique la bile extérieu-
rement, elle est résolutive, &
fond les humeurs ; elle est employée avec succès pour ôter les
taches du visage, & pour net-
toyer les étoffes. Il est aisé, par ce
que nous avons dit sur sa nature,
de voir à combien d'usages elle
peut être utile.

Le sang est apporté au foie par
la veine-porte ; il est fort épais,

car toutes les humeurs les plus
ténues en ont été séparées, &
ce sang vient de tous les viscères du bas-ventre, dont la mo-
lesse, s'il est permis de parler
ainsi, contribue encore à sa viscosité. Aussi auroit-il beaucoup
de peine à parvenir jusqu'au foie,
s'il n'étoit aidé dans sa progression par le sang qui vient par
derrière, par le mouvement des
muscles du bas-ventre & du diaphragme, & par le battement de
l'artère hépatique, à quoi se joint
la force des membranes de la
veine-porte. Quelques Auteurs
avoient imaginé qu'elle avoit un
battement semblable à celui des
artères, mais cela est absolument
faux, nulle cause ne pourroit le
produire; d'ailleurs l'adhérence
intime de ses rameaux avec la
substance

subſtance du foie , ſeroit un nou-
vel obſtacle à ce battement pré.
tendu.

Le foie eſt le plus conſidérable des viſcères du bas ventre,
il eſt de couleur rougeâtre , convèxe ſupérieurement & antérieurement , d'une ſurface inégale
poſtérieurement , il occupe l'hypochondre droit , s'étend dans la
région épigaſtrique. Il eſt compoſé de petits globules ou grains
glanduleux. On le diſtingue en
deux lobes principaux diſtingués
par une grande ſciſſure , qui ſe
trouve poſtérieurement , par laquelle s'inſinuent les vaiſſeaux ,
qui ſe répandent dans le foie. Il
eſt recouvert par une production
du péritoine , qui accompagne
tous ces vaiſſeaux en forme de
gaîne , qu'on appelle *capſule de*

D

Glisson. Il y a des vaisseaux de tout genre, sçavoir, une artère, qui est une branche de la *céliaque*, des branches de la veine-porte & de la veine-cave, beaucoup de vaisseaux lymphatiques, & quelques nerfs, qui sont des branches de l'intercostal, & de la paire vague : ces nerfs sont fort petits, sans doute parce que la structure du foie, l'exposant à des engorgemens fréquens, l'Auteur de la Nature a voulu diminuer sa sensibilité, qui ne reconnoît pour cause, que le tiraillement des nerfs.

Après avoir examiné la nature de la bile, l'état du sang lorsqu'il est apporté au foie, & la structure de ce viscère, voyons comment se sépare cette liqueur.

Il faut distinguer dans les

organes deſtinés à la ſécrétion de la bile, ceux qui ſervent à ſa préparation, & ceux qui ſervent à ſa ſécretion proprement dite.

On doit regarder la rate comme deſtinée uniquement à la préparation de la bile. Ce viſcère eſt une partie mollaſſe, rougeâtre, ſituée dans l'hypochondre gauche, il eſt compoſé d'un entrelaſſement ſingulier d'artères, de veines, de vaiſſeaux lymphatiques & de nerfs, qui par-là ſont propres à atténuer & à diviſer le ſang épaiſſi qui y eſt apporté : auſſi le ſang, qui vient de la rate dans la veine-porte, eſt-il plus rouge. Pour prouver ce ſentiment ſur l'uſage de la rate, il eſt inutile d'alléguer des autorités, l'examen du ſang, qui ſe diſtribue dans le foie par la

D ij

veine-porte, suffit pour en démontrer la vérité ; car on y rencontre déja des petites particules de bile toutes formées, qui
font amères au goût.

Le foie sépare la bile, mais
fans le secours d'organes glanduleux ; car on n'y peut point
trouver de glandes : la séparation de la bile se fait par le moien,
de pores, qui se rencontrent à
l'extrémité des vaisseaux. Le sang
étant donc apporté par la veine-
porte, se distribue dans ses branches, qui s'anastomosent avec les
ramifications de la veine-cave ;
dans le point d'union, il se rencontre des vaisseaux collatéraux
qui reçoivent la bile, & qui se
réunissent ensemble pour former
le canal *cholédoc*, d'où partent
d'autres petits rameaux, qui vont

se décharger dans la véficule
du fiel ; à la vérité, ils n'y conduifent la bile, que lorfque l'eftomach. & les inteftins font vuides, & ne preffent plus le fond
de la véficule du fiel. La bile
par fon féjour dans cette véficule
devient plus acre, en fe dépouil-
lant de fes parties aqueufes. Ce
fentiment fouffre des contradic-
tions ; il eft cependant impoffible de fe refufer à l'expérience
fuivante. Si dans un animal vivant on coupe le fond de la
véficule du fiel, & qu'on laiffe
fon col, on apperçoit la bile
couler par cette ouverture, ce
qui ne feroit pas poffible, fi la
bile fe féparoit dans des vaiffeaux
fécrétoires, que quelques-uns
admettent dans la véficule même.

D iij

De la Semence.

VII°. Pour avoir une idée claire de tout ce qui concerne la semence, il faut nécessairement exposer la structure des parties de l'un & l'autre sèxe ; ce détail nous meneroit trop loin ; d'ailleurs nous serions indispensablement forcés de nous répéter à l'article de la génération ; nous renvoyons donc là tout ce que nous pourrions dire ici. Il suffit d'annoncer, qu'on distingue dans chaque sèxe deux semences, l'une destinée à la production de nos semblables, l'autre qui n'est que préparatoire, pour ainsi dire, ou dont l'usage est d'aider la première. La première humeur n'éxiste que dans l'âge de puberté ; & lors-

qu'elle n'est point mise en usage,
elle est reprise par des vaisseaux
absorbans, & donne une nouvelle vigueur, au lieu que son
excrétion trop abondante énerve,
épuise, détruit les forces. Quelquefois cependant le *non-usage*
de cette liqueur précieuse, est
capable de produire des maladies, sur-tout chez les femmes;
cet article se trouve fort bien
expliqué dans plusieurs théses
de la Faculté de Médecine de
Paris, telles que *An venus hys-*
tericis? An ex negato veneris usu,
morbi? &c.

Du Lait.

VIII°. L*E* lait est une liqueur
blanche, séparée dans les mammelles, destinée à la nourriture
des enfans. On y distingue trois

parties , l'une qui est *séreuse* , qui rafraîchit & relâche ; la seconde appellée *butyreuse* composée d'un sel volatile , & de soufre très-atténué , aussi échauffe-t-elle ; la troisième est la *caséeuse* , formée par les portions les plus crasses & les plus terrestres du lait, cette dernière partie est sujette à produire des obstructions. Le mélange exact de ces trois parties fait un composé, qui, pour être parfait, doit être blanc, d'une médiocre consistence, sans odeur, & d'une saveur douce, approchante de celle du sucre.

Le lait a un si grand rapport avec le chyle, que quelques Auteurs ont prétendu qu'il y avoit une communication entre le canal thorachique & les mammelles, ce qui est faux. Il est

vrai que le lait ne se sépare pas
dans les mammelles, de la même façon que les autres humeurs
de notre corps se séparent dans
les différentes glandes ; c'est-à-
dire, le sang n'est point porté
aux mammelles pour y être chan-
gé en lait : mais comme le chyle
mêlé avec le sang ne s'unit pas
dans l'instant intimement avec
lui ; & circule long-tems sans
perdre sa couleur, comme mille
expériences le prouvent ; à chaque circulation, il se dépose dans
les mammelles une certaine
quantité de lait, qui pour lors
est plus ou moins attenué, à
raison du plus grand nombre de
circulations, qu'il a subi, depuis
que les alimens ont été pris. La
vérité de ce sentiment est prouvée ; 1°. parce que le lait est

plus crud , & plus féreux peu
après que l'on a pris de la nourriture : 2°. il a pour lors un plus
grand rapport avec les alimens ,
dont il conferve le goût : 3°. il
eft plus abondant : 4°. les vaiffeaux laiteux font continus aux
artères : 5°. enfin plufieurs obfervations authentiques conftatent,
que le lait eft quelquefois forti
par d'autres endroits que par les
mammelles.

De ce qui vient d'être dit, on
doit conclure 1°. que le lait diffère du chyle, en ce qu'il contient une partie caféeufe , &
qu'il eft plus attenué : 2°. que le
temps où le lait eft le plus parfait, c'eft trois ou quatre heu-
res après le repas : 3°. qu'il doit
beaucoup participer de la nature
des alimens : 4°. qu'à raifon des

différentes femmes il doit être
plus ou moins bon : 5°. qu'il n'eſt
ni acide ni alkali, mais qu'il
contient un ſel neutre connu
ſous le nom de *ſucre de lait*,
que l'on retire de la partie ſéreuſe par l'évaporation & la criſ-
talliſation.

Le lait étant déſtiné à la nourriture des enfans ne ſe ſépare
ordinairement que quelque temps
avant l'accouchement, & ne devient abondant qu'après que la
femme a mis au jour l'enfant
qu'elle renfermoit dans ſon ſein.
Il y a cependant des exemples
de filles & d'hommes qui ont du
lait ; mais ces exemples ſont rares, & doivent être attribués à
la laſciveté, & au défaut de flux
menſtruel ou hémorrhoïdal, dans

ces sortes de cas. * Ce que nous allons dire sur ce qui détermine le lait à se porter dans les mammelles des femmes accouchées, ou qui sont vers la fin de leur grossesse, fournira les moyens d'expliquer les cas, dont nous venons de parler.

Lorsqu'une femme est grosse, il y a une plethore universelle, sur-tout dans les parties qui ont communication avec la matrice, tant par les vaisseaux sanguins, que par les nerfs : or personne n'ignore le rapport que les nerfs établissent entre la matrice, les

* Une observation plus singulière encore & plus rare est de trouver du lait dans un enfant nouveau-né. Je connois une Dame, dont la fille a eu du lait pendant les cinq premiers mois de sa vie, & il étoit en si grande abondance, que sa nourrice étoit obligée de la tetter. Je tiens le fait de la mère ; cette fille a depuis été mariée, elle est blonde, & n'a pas les passions vives.

mammelles & la tête. Il doit donc
y avoir une impreſſion dans la
tête & dans les mammelles, lorſque la matrice ſe trouve gonflée,
que le ſang y circule avec quelque gêne : auſſi voit-on dans les
premiers temps de la groſſeſſe
ſur-tout des vomiſſemens, des
douleurs de tête, des ſaignemens
de nez : il faut outre cela, pour
que ces parties augmentent, que
leur ſtructure le permette ; c'eſt
ce qui ſe rencontre dans les mammelles. Elles ſont au nombre de
deux, recouvertes extérieure-
ment des tégumens communs,
qui ſont ſeulement plus tendres,
& plus fins : le milieu eſt occu-
pé par une ſubſtance particulière blanche, qui paroît glan-
duleuſe & eſt environnée d'une
grande quantité de graiſſe, que

l'on a prise pour des corps glanduleux : on y observe enfin les
vaisseaux laiteux, les artères & les
veines qui viennent des souclavières & des mammaires tant internes qu'externes, des nerfs,
& des vaisseaux lymphatiques.
Cette structure fait voir combien les mammelles peuvent aisément prêter ; aussi voit-on que
leur volume augmente dans les
premiers mois de la grossesse,
parce qu'alors le fétus consom-
me peu ; mais lorsque devenu
plus grand il a besoin de plus de
nourriture, alors les mammelles ne se gonflent plus, d'autant
que la matrice extrêmement dilatée contient beaucoup de sang :
mais lorsqu'après l'accouchement la matrice vient à se resser-
rer presque au point où elle étoit

avant la grossesse, le sang, qui
avoit coutume de circuler dans
cette partie, est reporté dans les
mammelles, qui pour lors se
trouvent disposées à le recevoir:
à la verité le lait est encore tout
séreux, mais c'est une sagesse
de la nature, qui rend par-là ce
lait un peu laxatif, & plus propre à faire évacuer aux enfans
le *méconium*, qu'ils doivent rejetter.

Le méchanisme de la sécrétion du lait dépend donc 1°. de
la pléthore occasionnée par la sup-
pression du flux menstruel, &
de la disposition particulière des
mammelles, qui leur permet de
prêter assez pour recevoir le lait:
2°. de la sympathie, qui se trouve entre la matrice & les mammelles; c'est pour cela que des

filles lascives ont quelquefois du
lait, parce que l'irritation des
parties génitales se communiquant aux mammelles, détermine une plus grande quantité de
sang à s'y porter : si cela arrive
plus rarement chez les hommes,
on doit l'attribuer à la roideur
de leurs fibres, qui ne se dilatent qu'avec peine, & au défaut
de pléthore.

Du flux menstruel.

IX°. Le *flux menstruel* ainsi
appellé, parce qu'il vient tous
les mois, est une évacuation
sanguine, connue sous le nom
de *règles*, ou *mois*, qui se fait
chez les femmes. Quelques gens
prétendent que l'on doit regarder cette humeur comme ex-
crémentitielle, mais c'est sans

doute faute d'avoir fait attention, que le flux menstruel est la cau- se occasionnelle de la production du lait, & de la nourriture du fétus.

Pour être au fait de tout ce qui regarde cette humeur, qui influe tant sur la vie & la santé des femmes, il faut réduire à qua- tre chefs, tout ce que nous avons à dire à ce sujet, & éxaminer 1°. de quelle partie vient cet écoulement ? 2°. quelle en est la cause ? 3°. à quel âge commence & cesse cette évacuation ? 4°. en- fin à quel usage cette humeur est destinée ?

1°. Le sang qui coule cha- que mois chez les femmes, vient de la matrice même, ou du va- gin, & quelquefois de ces deux endroits : cela dépend de la dif-

position particulière qui se rencontre dans l'une ou l'autre partie, qui toutes deux ont des vaisseaux de tout genre. Ce sentiment est fondé tant sur l'ouverture des femmes mortes dans
cet état, que sur les phénomènes, qui s'observent dans le
temps de la grossesse : car dans
les premiers mois, les femmes,
sur-tout celles qui sont sanguines,
voient régulièrement ; ce qui ne
pourroit point arriver, si le sang
qui s'écoule dans ce temps ne
venoit que de la matrice, dont
l'ouverture inférieure est alors
exactement fermée : c'est même
un moyen pour s'assurer du dan-
ger des pertes qui surviennent
quelquefois aux femmes grosses.
Mais ce sang est-il fourni par les
veines ou par les artères ? Il est

vraifemblable qu'il vient des veines, ou plutôt de ces vaiffeaux
collatéraux, qui fe rencontrent
au point d'union des artères &
des veines. La couleur noirâtre
de ce fang, la lenteur avec laquelle il coule, tout concourt
à prouver la vérité de ce qui vient
d'être avancé: il faut cependant
obferver qu'à raifon des différens âges, des tempéramens, du
temps même de chaque évacuation, ce fang eft plus ou moins
rouge, & plus ou moins fluide.
Il y a eu quelques Auteurs qui
ont imaginé que ce fang avoit
une qualité venimeufe ; on rencontre même encore, fur-tout
parmi le peuple, bien des gens,
qui croient que les femmes ou
les filles dans cet état font capables de faire tourner le vin,

la bière, &c. Ce sentiment doit
être mis dans la classe de ces
préjugés populaires, qui ne sont
fondés que sur l'imagination de
gens, qui par ignorance & par
entêtement conservent, sans sçavoir pourquoi, des opinions,
que le bon sens détruit. Car pour
que le sang des règles eût cette
mauvaise qualité prétendue, il
faudroit, qu'il fût d'une nature
différente de celui qui circule
dans tout le corps, ce qui est
faux ; d'ailleurs quels maux ne
devroit-il pas arriver aux femmes
grosses, qui conservent pendant
le temps qu'elles le sont, un sang
d'une aussi mauvaise nature ; l'enfant, qui est contenu dans leur
sein, ne devroit-il pas aussi en
être affecté. Il faut cependant
convenir que dans les pays

chauds, sur-tout lorsqu'une femme voit un homme dans le temps
de ses règles, il arrive souvent
de petits ulcères, & des ressen-
timens de douleur ; mais on doit
attribuer ces petits accidens à la
chaleur des parties augmentée,
à la dilatation des vaisseaux de
la matrice & du vagin, & aux
contusions qui arrivent alors.

2°. La cause du flux menstruel,
n'est autre chose que la pléthore ; ce sentiment est le seul qui
soit fondé & reçu ; on a rejetté
depuis long-temps celui des gens
qui imaginoient que la lune y
avoit quelque part ; la fausseté
en est trop manifeste pour nous
arrêter à la démontrer. L'opinion de ceux, qui prétendoient
que l'on doit attribuer cette évacuation à un levain ou ferment

caché dans la matrice, n'eſt pas
mieux fondée. Car outre que
l'éxiſtence de ce prétendu levain
n'a jamais été prouvée, il ne
feroit pas poſſible qu'il produi-
ſît les effets qu'on lui attribue,
& qu'il ſe conſervât ſans s'altè-
rer, & ſans être emporté par
les ſucs dont la matrice eſt continuellement humeëtée. C'eſt
donc à la pléthore ſeule qu'on
doit attribuer l'écoulement des régles. Cette pléthore eſt produite
chez les femmes par la vie oiſive
& ſédentaire qu'elles menent,
par la molleſſe & la fléxibilité de
leurs fibres, par la diminution
de la tranſpiration, qui ſuivant
Sanctorius eſt plus abondante dans
les corps ſecs, que dans ceux
qui ſont humides. Par-là on explique pourquoi les femmes, qui

font beaucoup d'éxercice, ont
moins de règles. Il ne faut cependant pas conclure de ce qui
vient d'être dit, que la pléthore
univerſelle ſoit la cauſe prochaine du flux menſtruel, elle en eſt
la cauſe éloignée, comme nous
le verrons, en parlant de l'âge
où commence cette évacuation.
La cauſe déterminante eſt la
pléthore de la matrice, où ſe
ramaſſe le ſang. Lorſque les vaiſſeaux ſont dilatés outre meſure,
ils laiſſent écouler le ſang, juſqu'à ce que la pléthore, qui pro-
duiſoit l'ouverture des vaiſſeaux,
venant à ceſſer, ils reprennent
leur reſſort, & par leur contraction ne permettent plus au ſang
de s'écouler. Il eſt aiſé d'expliquer par-là pourquoi les femmes
ſentent à l'approche de leurs ré-

gles des douleurs de tête, des gonflemens dans les mammelles, une laffitude & un engourdif-fement, fur-tout dans les parties inférieures; pourquoi elles ont alors plus de tempérament, moins d'appétit, pourquoi la fièvre, l'ufage immodéré de li-queurs ardentes, des paffions violentes, &c, font capables d'a-vancer cette évacuation? l'ex-plication de tous ces fymptomes doit être attribuée à la pléthôre de la matrice, & à la fympathie que produifent les nerfs. On con-çoit auffi aifément par-là les rai-fons qui peuvent retarder ou di-minuer le flux menftruel.

3°. Le fang, qui s'évacue tous les mois, ne s'écoule que lorf-que les filles font parvenues à un certain âge. L'éruption des règles

régles se fait plutôt ou plus
tard à raison de la chaleur du
pays, de la force du sujet, de
sa lasciveté. Rarement commen-
cent-elles avant douze ans, &
plus tard qu'à dix-huit. La cause
de cette évacuation est, comme nous l'avons dit, la pléthore:
aussi faut-il pour qu'elle vienne
que l'accroissement soit parvenu
jusqu'à un certain point, & que
les fibres ayent acquis une certaine fermeté; sans cela cette
surabondance est employée uniquement à l'accroissement. Lors
donc que les fibres sont assez fortes, & que les filles sont parvenues presque à la grandeur qu'elles doivent avoir; alors le sang
s'accumule dans les vaisseaux de
la matrice jusqu'au point d'en
forcer le ton, & de les dilater

assez pour que le sang puisse s'échapper; c'est alors qu'il se fait un changement considérable dans toute sa machine; il est vrai qu'elles payent cher souvent cette première éruption des régles; quelques - unes périssent, d'autres languissent long-temps, & tombent dans des accidens plus ou moins fâcheux. La même cause, qui produit les régles, les fait aussi cesser : car lorsque les fibres acquèrent trop de roideur pour permettre le passage du sang, alors cette évacuation cesse; cela arrive plutôt ou plus tard suivant les pays & les tempéramens. Ce temps est aussi critique que celui de l'éruption des régles, il n'arrive gueres avant quarante ans, & rarement coulent-elles après cinquante. A rai-

ſon des différens âges, & des
conſtitutions différentes, l'intervalle qui s'écoule entre chaque
évacuation eſt plus ou moins
long. On remarque auſſi beaucoup
de variétés dans le temps que
dure chaque évacuation : il y a
des femmes chez leſquelles elles
ne durent qu'un jour ; on en voit
d'autres chez leſquelles elles
coulent pendant huit ; on obſerve de même que dans les jeunes
perſonnes le ſang qui s'écoule eſt
plus tenu, que dans les femmes
d'un fort tempérament, & d'un
âge fait ; qu'il eſt plus rouge, &
qu'il s'épaiſſit à meſure qu'on
avance en âge. Dans chaque pé-
riode le ſang au commencement eſt plus ſéreux, enſuite devient plus épais, & finit à peu
près comme il a commencé ; ce

qui vient de l'ouverture plus ou
moins grande des vaisseaux, qui à
raison de leur dilatation donnent
passage à une quantité plus ou
moins considérable de la partie
rouge du sang.

4°. De tout ce qui vient d'ê-
tre dit, on comprend aisément
combien cette évacuation peut
occasionner de maladies chez les
femmes ; il est facile aussi d'expliquer son usage. Ce sang est
destiné à la nourriture du fétus,
non par lui-même, comme nous
le verrons à l'article de la génération, mais en occasionnant une
pléthore dans la matrice, & en
procurant par-là un suintement
de la lymphe destinée à la nutrition du fétus. Cette verité est
démontrée par l'observation constante de la stérilité chez les fem-

mes qui n'ont point de régles ; aussi pour rendre les femmes fécondes, faut-il avoir beaucoup d'attention au flux menstruel, c'est en rétablissant ces écoulemens périodiques, que l'illustre *Fernel*, *D. M. P.* calma les allarmes de la France, & rendit féconde la Reine, dont la stérilité ne provenoit que du défaut de cet écoulement. En vain prétendroit-on que cette évacuation n'est point indispensablement nécessaire pour la génération, fondé sur ce que cette évacuation n'existe point chez les femelles des animaux : car lorsqu'elles sont en chaleur leurs parties naturelles sont gonflées de sang, qui s'écoule comme chez les femmes, à la vérité en moindre quantité. La seule différence qu'il y ait donc à ce sujet entre les femmes & les femelles des animaux, c'est que celles-ci ne peuvent concevoir qu'en un certain temps, pendant que celles-là peuvent concevoir en tout temps.

Le lait doit aussi son origine au flux menstruel, qui en cessant de couler chez les nourrices, occasionne la pléthore nécessaire pour la séparation de cette liqueur. Cependant on voit des nourrices chez lesquelles se fait cette évacuation pendant le temps même qu'elles nourrissent ; mais cela ne vient alors que de la surabondance de sang, dont l'évacuation est cependant beaucoup moindre. Il est si vrai que la pléthore occasionnée par la cessation des régles est néces-faire pour produire le lait, que l'on voit souvent les femmes qui ont peu de lait, le perdre si on les saigne.

On peut donc conclure de ce que nous avons dit, 1°. que ce sang vient de la matrice & du vagin, 2°. que cette évacuation est produite par la pléthore locale sur-tout; 3°. qu'il faut une disposition de la part des vaisseaux pour que cet écoulement existe; 4°. que son usage est de fournir les moyens de nourrir le fétus dans le ventre de sa mère, & lorsqu'il est venu au monde, en occasionnant la sécrétion du lait.

Des humeurs de la troisième classe.

ON nomme *excrémentitielles* les humeurs de la troisième classe. Ces humeurs diffèrent de celles de la première & de la seconde classe en ce que lorsqu'elles ont été une fois séparées, elles doivent être chassées, sans quoi elles causeroient du dérangement dans l'économie animale.

Les Anciens avoient divisé ces humeurs en universelles qui, suivant eux, venoient de tout le corps, telles que l'urine, la matière de la transpiration, &c; & en particulières, qui ne venoient que de quelques parties, telles que les larmes, le mucus des narines, &c. Mais outre que cette division n'apporte aucun jour dans la Physiologie, elle manque de justesse, en ce que toutes les humeurs tirent leur origine commune du sang, qui les contient toutes implicitement.

On doit rapporter à cette claſſe dix humeurs, ſçavoir 1°. les
matiéres fécales, 2°. l'urine,
3°. la matière de la tranſpiration,
4°. celle de la ſueur, 5°. le ſang
qui s'écoule dans le temps de
l'accouchement, 6°. les eaux qui
paroiſſent dans le même temps,
7°. le *mucus* des narines, 8°. le
cerumen des oreilles, 9°. les larmes, 10°. la chaſſie. Nous allons
parler de chacune de ces humeurs en particulier.

Des matières fécales.

1°. Les *matières fécales* ſont
un compoſé de bile, ſur-tout de
celle qui vient de la véſicule du
fiel, de ſuc pancréatique dégé-
néré, de l'humeur qui eſt ſe-

parée principalement dans les
glandes folitaires des gros inteftins, & de la partie la plus grof-
fière des alimens ; en un mot
tout ce qui n'a pas pu être repris des alimens, & des fucs
digeftifs par les vaiffeaux lactés,
fert à former ces matières ; nous
aurons lieu d'examiner cet article plus en détail en parlant de
la digeftion.

A raifon des différences qui
fe rencontrent dans les tempéramens, dans les âges, dans les
alimens dont on a fait ufage, les
matières font ou colorées, ou
âcres ou vifqueufes, ou fétides,
ou dures, ou fluides, &c. C'eft
ce qui fait que les Médecins ne
peuvent pas apporter trop de foin
dans l'éxamen des excrémens des
malades, parce qu'ils en peuvent

tirer beaucoup d'utilité, tant pour connoître la maladie, que pour le prognostic.

Quoique nous ayons dit que bien des circonstances pouvoient changer, & altéroient en effet ces matières, l'analyse chymique démontre qu'elles sont toujours composées d'esprit volatil, & de soufre, combinés avec plus ou moins de phlegme & de terre. Ces matières ont beaucoup de tendance à la putréfaction, mais ne sont jamais dans cet état lorsqu'elles sortent de notre corps, où il ne se fait jamais de putréfaction en état de santé. La quantité de phlegme plus ou moins considérable, les rend plus ou moins dures; & quoiqu'il y ait beaucoup de va-

riétés sur le temps dans lequel se
fait cette excrétion, on peut dire
en général, que cela est proportionné à la mollesse ou roideur des
fibres, de sorte que ceux qui
ont les fibres molles, tels que
les enfans, par exemple, vont
plus fréquemment à la selle : cette
disposition des fibres, qui rend
le ventre libre ou resserré mérite
d'être observée avec le plus grand
soin dans les maladies.

De l'Urine.

II°. L'*urine* est une sérosité
saline séparée du sang dans les
reins, qui sont au nombre de
deux, un de chaque côté : &
dans lesquels on distingue deux
substances, l'une extérieure appellée *corticale* ou *glanduleuse*,

deftinée à féparer le fang qui y eft apporté par les artères émul- gentes ; la feconde nommée *vafculeufe* ou *tubuleufe*, compo- fée de petits canaux cylindri- ques, qui en fe réuniffant for- ment dix ou douze mammelons : ces mammellons conduifent l'u- rine dans autant d'entonnoirs qui ne forment, en fe raffemblant, qu'une feule cavité connue fous le nom de *baffinet* des reins ; c'eft de-là que part le canal appellé *uretère*, qui va fe rendre en fe courbant un peu, à la partie poftérieure & prefque inférieure de la veffie pour y dépofer l'uri- ne. Telle eft la voie par laquelle le fang fe dépouille de la féro- fité furabondante & faline qu'il contient. Quelques gens ont imaginé que l'urine parvenoit outre cela dans la veſſie par une imbibition, qui ſe faiſoit, de la ſéroſité, qu'ils prétendoient tranſſuder de l'eſtomach dans le bas-ventre, fondés ſur ce que l'on urine très-promptement après avoir pris quelques boiſſons *diurétiques*; * mille expériences faites ſur des animaux démontrent la fauſſeté de cette opinion. Ceci poſé, voyons quelle eſt la nature de l'urine.

Cette humeur eſt compoſée de ſel, d'une terre très-atténuée d'huile, le tout nageant dans une quantité plus ou moins grande de ſéroſité : c'eſt de cette quantité de phlegme que dépend la couleur de l'urine, que tout le monde ſçait être citrine, mais

---

* On entend par *diurétique* un médicament, qui excite l'écoulement des urines.

qui est plus ou moins foncée à
raison de la sérosité qu'elle contient, comme l'a démontré *Bel-*
lini. Les expériences ont fait voir
que l'urine n'étoit ni acide ni
alkaline ; il est vrai que la tendance qu'elle a à la putréfaction
en a pû imposer ; aussi bien que
la propriété qu'ont les sels de
rester presque dans leur état naturel, dans notre corps, & de
se porter sans presque aucune altération par la voie des urines :
c'est ce qui fait que l'on distingue
avec raison deux sels dans l'urine,
l'un qui lui est propre, & qui
a beaucoup de rapport avec le
sel ammoniac ; & l'autre qui est
produit par les alimens, & qui
est tantôt du sel marin, tantôt
d'une autre nature, suivant

les alimens ou les médicamens
que nous avons pris. La diftil-
lation n'apprend rien de plus
fur fa nature, foit qu'on la faffe
avec de l'urine récente, foit
qu'on fe ferve d'urine putré-
fiée.

On diftingue dans l'urine,
outre le véhicule, deux parties,
l'une qui fe dépofe appellée *fé-
diment* ou *hypoftafe*, l'autre nommée *énéoréme* qui nâge dans la
liqueur, & quelquefois une
troifième partie connue fous le
nom de *nuage*, qui fe tient à fa
fuperficie.

L'urine s'altère aifément : toutes les variétés qu'on y remarque,
viennent de la quantité & de la
qualité des alimens tant folides
que fluides ; du refferrement ou

de la dilatation des vaisseaux urinaires, de l'âge, des paſſions de l'ame, de la tranſpiration plus ou moins augmentée : cette dernière cauſe contribue beaucoup à l'altération de l'urine ; car ces deux évacuations prennent ſouvent la place l'une de l'autre. Mille cauſes peuvent donc modifier différemment l'urine ; c'eſt pourquoi on ne peut trop s'étonner de la folie de ceux, qui croyent que ſon inſpection ſeule peut faire décider de la nature d'une maladie : la plus légere connoiſſance de l'économie animale ſuffit pour faire ſentir le ridicule de cette opinion. Il eſt vrai que l'on peut tirer des inductions ſur les maladies par l'éxamen des urines ; mais ce ſigne ne fait que concourir pour établir un jugement sain sur le caractère & le prognostic des maladies.

C'est aux sels acres contenus dans cette liqueur, qu'est dûe la formation de la pierre, maladie affreuse, par les douleurs qu'elle occasionne, auxquelles il n'est possible de rémédier, que par une opération cruelle, devenue cependant moins dangereuse par l'heureuse découverte d'une méthode ingénieuse, qui immortalisera son inventeur.

Lorsque l'urine est parvenue dans la vessie, elle y reste jusqu'à ce que sa quantité ou son acreté éxcitent une contraction dans les fibres musculaires de la vessie ; alors ces fibres distendues outre mesure, & légèrement irritées se contractent, &

diminuant ainſi la capacité de la veſſie, forcent la réſiſtance que lui oppoſe ſon ſphincter, qui cependant ne ſe relâche, que de la volonté de l'animal. L'excrétion de l'urine eſt aidée auſſi par l'action des muſcles abdominaux, qui, en ſe contractant, compriment tous les viſcères du bas ventre & conſéquemment la veſſie.

On eſt obligé d'uriner plus ou moins fréquemment à raiſon de l'âcreté de l'urine, de la ſenſibilité, & de la capacité de la veſſie. On peut expliquer par-là, pourquoi, lorſque la veſſie aura été dépouillée du mucus qui l'enduit intérieurement, pourquoi, dis-je, les douleurs ſont aiguës, quoique l'urine ne ſoit point âcre; ce ſera un moyen auſſi de porter ſon jugement ſur ces prétendus diſſolvans, que l'on ſuppoſe être capables de fondre la pierre ſans attaquer la veſſie. Le rapport que les fibres du ſphincter de la veſſie ont avec celui de l'anus, fait entendre, pourquoi on urine toujours en allant à la ſelle.

De la matière de la tranſpiration & de la ſueur.

III°. & IV°. Nous réuniſſons ici ſous le même article ce qui concerne la *tranſpiration* & la *ſueur* : nous penſons avec l'Auteur d'une thèſe ſoutenue aux Ecoles de Médecine de Paris, le 21 Janvier 1741, que l'organe eſt le même pour l'une & l'autre de ces ſécrétions ; & que

ces deux humeurs ne diffèrent
entr'elles qu'à raison de la ténuité
plus ou moins grande de leurs
parties intégrantes. Le méchanisme de ces deux évacuations
fera sentir la vérité de ce que
nous avançons : mais avant d'é-
xaminer la manière dont se fait
la séparation de ces deux humeurs, qui influent beaucoup sur
notre santé, & dont la diminution, la cessation, ou l'interception, sont capables d'occasionner mille maladies, il est à propos d'exposer leur nature.

La transpiration & la sueur
sont toutes deux une humeur
séreuse chargée de parties salines, sulphureuses & terrestres
plus ou moins atténuées ; la crasse
qui s'amasse sur le linge & la
peau, examinée avec soin, pa-

roît formée de parties huileuses,
salines, & terrestres; & l'éxistence du véhicule aqueux est démontrée par l'expérience suivante : si l'on introduit son bras dans
un vaisseau de verre, les vapeurs
se condensent, & paroissent sous
la forme de gouttes d'eau. Il est
aisé de sentir par-là le rapport
intime de cette humeur avec l'u-
rine , dont elle ne diffère que
parce que ses principes sont vo-
latilisés, ayant circulé par des
vaisseaux plus longs & plus fins.
Aussi voit-on que l'urine est toujours en proportion avec la transpi-
piration : chacun peut faire cette
observation sur soi-même.

Une exposition succincte de
la structure de la peau nous mettra plus à portée de concevoir
le méchanisme de la sécretion

de ces deux humeurs.

Tout le corps est enveloppé de tégumens qu'on distingue en communs, & propres ou particuliers : ces derniers recouvrent chaque partie séparement: les communs font au nombre de quatre : 1°. l'*épiderme* ou *furpeau* est unie étroitement avec la peau, elle se régénere promptement, elle est formée par l'expansion des tuyaux excrétoires de la peau qui produifent de petites lames ou écailles ; on n'y apperçoit point de vaiffeaux ; son épaiffeur varie suivant les parties ; elle est fillonnée, & parfemée de trous ou pores qui donnent paffage aux poils, à la fueur ou à la tranfpiration ; elle est infenfible. 2°. Le *corps réticulaire* est fitué immédiatement fur la fur-peau à laquelle il est attaché ; il est percé d'une infinité de trous, qui donnent passage aux mêmes parties que l'épiderme ; il est abbreuvé d'une humeur muqueuse, ce qui a fait nommer cette partie *corps muqueux* : c'est à elle seule que le corps doit sa couleur. * 3°. La *peau* proprement dite est attachée aux deux parties précédentes ; elle est formée par des fibres tendineuses entrelacées de vaisseaux sanguins, de nerfs, différemment disposés à raison des parties de notre corps, & de vaisseaux lymphatiques : on trouve deux sortes de glandes dans le corps de la peau, les unes appellées *miliaires*, à qui quel-

* Voyez une Thèse soûtenue aux Ecoles de Médecine de Paris, le 6 Décembre 1742.

ques-

ques-uns attribuent sans fondement la séparation de toute la
matière de la transpiration & de
la sueur : les autres nommées *sé-
bacées* qui fournissent la graisse,
que l'on doit regarder comme
le quatrième tégument commun, quoique la membrane grais-
seuse ne se trouve point également partout. Cette connoissance quoique superficielle va nous
conduire dans l'explication de
ce qui regarde la sueur ; nous
aurons occasion, en parlant du
tact, de rappeller & d'approfon-
dir ce que nous venons d'exposer
sur la structure de la peau.

On doit admettre quatre causes
de la transpiration, 1°. l'abord
du sang à la peau, qui y est apporté par les artères, 2°. la sérosité qui contient le sang, 3°. le

F

relâchement des vaiſſeaux ſécrétoires & excrétoires, 4°. le ton
des parties. Lors donc que le
ſang eſt apporté juſqu'aux vaiſſeaux cutanés, il ſe débarraſſe des
parties les plus ſubtiles & les plus
propres à enfiler les vaiſſeaux excrétoires; ſi ces vaiſſeaux ſont reſ-
ſerrés, il ne paſſera que la partie la
plus fine ; ſi au contraire ils ſont
dilatés, & ſi en même tems la force, avec laquelle le ſang eſt pouſſé
eſt augmentée, alors la ſueur pa-
roîtra, & durera plus ou moins
long-temps à raiſon de la durée
de la cauſe qui la produira. Ce
ſentiment eſt prouvé par toutes
les obſervations faites ſur la tranſpiration ; la chaleur modérée &
humide, l'éxercice, le bain tiède
& ſur-tout celui de vapeurs,
une boiſſon tiède, abondante,

&c, augmentent la transpiration ; pendant qu'elle est diminuée par le froid, par une chaleur ardente, par une fièvre vive, par l'épuisement de quelque cause qu'il vienne, &c. Il est aisé d'expliquer par-là pourquoi les femmes, les enfans, ceux qui sont d'un tempérament pituiteux, ceux qui vivent d'alimens aqueux, ou qui respirent un air trop humide, ceux qui font une diète trop austère, ou qui s'épuisent dans les plaisirs de l'amour, ou chez lesquels les fibres ont perdu la plus grande partie de leur ressort, pourquoi, dis-je, toutes ces personnes transpirent moins. Tout dépend donc de la proportion qui se trouve entre l'impulsion du sang, & la dilatation des vaisseaux destinés à don-

ner paſſage à la tranſpiration ou
à la ſueur, auſſi-bien que de la
quantité de ſéroſité contenue
dans le ſang, qui eſt plus ou moins
grande à raiſon de l'abondance
des autres évacuations.

Outre la tranſpiration qui ſe
fait par toute l'habitude du corps
qu'on pourroit appeller *cutanée*,
il faut en admettre encore deux,
l'une qui vient du poumon, &
l'autre qui ſe fait intérieurement,
cette dernière eſt demontrée par
l'humidité de toutes les parties
internes, & la vapeur qu'elles
exhalent, lorſqu'on fait l'ouverture d'un animal : celle qui vient
du poumon eſt ſenſible particulièrement dans l'hyver, où
les vapeurs ſont condenſées par
le froid.

Il n'eſt point d'évacuation dans

notre corps qui foit auffi abondante que la tranfpiration ; elle
furpaffe de beaucoup toutes les
autres prifes enfemble. Si l'on
en croit *Sanctorius* , Médecin
fameux d'Italie , nous évacuons
par cette voie les $\frac{5}{8}$ des alimens
que nous avons pris : fans doute
que la chaleur de fon pays éta-
bliroit quelque différence , mais
elle eft peu confidérable.

La tranfpiration ne fe fait pas
également dans toute la journée ;
peu après le repas , lorfque l'eftomach eft plein , elle eft moins
abondante ; des purgatifs ou des
remèdes qui auront procuré une
grande évacuation , en diminuent
la quantité ; on tranfpire plus en
dormant qu'en veillant , * quoi-

* Cette vérité eft confirmée par l'obfervation de M. M. D. M. P. il m'a dit , qu'il

qu'on ait avancé le contraire
dans un ouvrage moderne : enfin le tempérament, l'air, le
climat, la saison, l'éxercice, les
paffions, l'âge, le fèxe, &c, peuvent apporter mille variétés dans
la tranfpiration.

De l'abondance de cette évacuation, il eft aifé de conclure
combien elle peut influer fur
l'économie animale, de quelle
utilité elle peut être dans les
maladies ; c'eft ce que l'on trouvera bien expofé dans tous les
bons Auteurs de Médecine pratique, & particuliérement dans
un Traité de *Baricellus*, où il
expofe tous les avantages que

avoit eu occafion de voir un homme, qui
avoit un ulcère à la jambe ; cet ulcère jet-
toit beaucoup plus la nuit que le jour. Il a
fuivi cette obfervation pendant très-long-
temps, qui s'eft toujours trouvée conforme
au fentiment de *Sanctorius*.

l'on peut retirer des sueurs dans la plûpart des maladies.

Ce seroit nous écarter de notre objet, que d'entrer dans un trop grand détail à ce sujet, c'est à la Médecine pratique à examiner les secours qu'elle peut tirer des sueurs : voyons ici seulement à quoi sert cette évacuation en état de santé. Elle éloigne la pléthore, débarrasse le sang de la surabondance des parties salines & acres, qui retenues en trop grande quantité, auroient pû le dissoudre, le décomposer, & lui donner une disposition scorbutique, comme il est demontré dans ceux qui trop voisins de la mer, ou dans des voyages de long cours, sont attaqués de cette maladie. C'est donc à la transpiration, que la peau, les viscères

& les membranes doivent leur flexibilité; c'est par elle que toutes les fonctions se font dans l'ordre, où elles doivent pour que nous jouissions de la santé.

Avant de terminer ce qui regarde la transpiration, il est bon d'expliquer le méchanisme qui produit la sueur dans l'agonie, quoique ce soit un état fort éloigné sans doute de celui de santé. La cause qui produit alors la sueur est entièrement opposée à celle qui l'occasionne en santé. Dans cet instant le ton des solides est presque anéanti; les fonctions sont presque totalement détruites, le sang n'est plus poussé qu'avec langueur, il séjourne dans les vaisseaux, dont le ressort s'affoiblit à chaque instant; pour lors les parties du sang n'ayant plus de liaison, le phlegme transsude au travers des pores de la peau, & privé de cette chaleur produite par le mouvement, éxcite une sensation de froid, avant - coureur de la cessation de la vie. La cause de l'enflure après de longues maladies est absolument la même.

Du sang qui s'écoule dans le temps
de l'accouchement.

V°. LE sang qui s'écoule dans le temps de l'accouchement est dû au déchirement des vaisseaux de la matrice, lors du détachement du placenta ou arrière-faix : ce déchirement arrive presque toujours à cause de la dilatation prodigieuse des vaisseaux

de la matrice, & de l'adhérence
du placenta. Il y a cependant
des obſervations, rares à la vérité, de femmes accouchées
ſans cette évacuation. Ce ſang
coule plus ou moins long-temps
à raiſon de la pléthore univerſelle, & locale ; du ton des
vaiſſeaux, & des tempéramens.
Le but de la nature eſt de faciliter par cet écoulement à la
matrice, de reprendre la figure
qu'elle avoit avant la groſſeſſe,
& de la débarraſſer d'un ſang,
qui lui devient inutile & même
nuiſible, ſi-tôt que la femme eſt
accouchée ; auſſi voit-on arriver
beaucoup plus d'accidens aux
femmes, qui ont perdu trop peu
de ſang après être accouchées,
qu'à celles même qui ont eu
des pertes.

*Des eaux qui s'écoulent dans le
même temps.*

VI°. Lorsqu'une femme ac-
couche, il se fait avant & après
un écoulement d'*eaux*, que l'on
distingue en *vraies*, & *fausses* ;
elles sont très-analogues à la lymphe : les *fausses* viennent du suintement des vaisseaux de la matrice ; car alors le sang trop gêné
dans son mouvement, pour être
reporté librement dans le torrent de la circulation, laisse échapper une portion de sa partie séreuse, qui s'écoule lorsque l'orifice inférieur de la matrice commence à s'ouvrir ; les *eaux vraies*
sont celles qui se trouvent renfermées dans les membranes, &
dans lesquelles nage l'enfant ;

ces dernières ne s'échappent qu'après la rupture des membranes. L'usage de ces deux espèces d'eaux, est de lubréfier les voies par lesquelles doit passer l'enfant. En parlant de l'accouchement, nous rappellerons ce qui vient d'être dit dans ces deux derniers articles.

Du Mucus *des narines.*

VII°. Le *Mucus* des narines autrement appellé *morve*, ou *mucosité*, est une humeur blanchâtre, douce, visqueuse, quoiqu'elle soit plus fluide dans l'instant de sa sécrétion : mais l'air que nous inspirons continuellement en enlève la partie la plus ténue, & la rend épaisse. Elle est séparée du sang artériel par

des glandes parſemées dans la
membrane pituitaire, qui revêt
tout l'intérieur des narines, les
cornets ſupérieurs & inférieurs
du nez, les ſinus ethmoïdaux,
frontaux, ſphénoïdaux & maxillaires ; ces ſinus communiquent
avec les narines, fourniſſent l'explication de la quantité de *mucus*,
qui eſt ſéparée dans les rhumes.
Dans l'état de ſanté cette humeur eſt deſtinée à entretenir une
ſoupleſſe dans les nerfs olfactifs,
à les défendre de l'action trop
immédiate de l'air, & à retenir
les corpuſcules des corps odoriférans, pour qu'ils puiſſent exciter une ſenſation plus marquée,
comme nous le verrons en parlant de l'odorat. Lorſque les
vaiſſeaux excrétoires ſont reſſer-
rés, ils ne permettent plus qu'à

la partie la plus aqueufe de
paſſer, alors la matière eſt fort
claire, la membrane pituitaire ſe
gonfle, il ſe fait un engorgement
dans les glandes, on ne ſe mou-
che qu'avec peine, on a des
éternûmens plus ou moins fréquens, on ſent un picottement
incommode dans le nez ; il eſt
bouché par la partie la plus
épaiſſe de la morve ; le paſſage
de l'air eſt intercepté ; le froid
produit ſouvent ce mal-aiſe, en
reſſerrant ſubitement les vaiſſeaux
externes de la tête, & en interce-
ptant la tranſpiration. Quoique le
froid ſoit la cauſe la plus ordinaire
de cette incommodité, une chaleur extrême peut auſſi occaſionner les mêmes accidens, en en-
gorgeant les vaiſſeaux excrétoires
par la dilatation du ſang, &

formant ainſi un obſtacle au nouveau ſang qui ſurvient.

Du Cerumen *des oreilles.*

VIII°. LE *Cerumen* des oreilles, qu'on appelle *cire*, eſt une
humeur jaune, amère, viſqueuſe,
inflammable, ſeparée du ſang
dans de petits grains glanduleux,
nommés glandes *cérumineuſes* par
M. *Duverney* qui les a découvertes. Elle eſt deſtinée à lubréfier le méat auditif, à entretenir une certaine ſoupleſſe dans
la membrane du tympan, & à
contribuer ainſi à la perception
du ſon ; comme nous aurons occaſion de le voir, lorſqu'il ſera
queſtion des ſens externes. Il arrive quelquefois que cette humeur s'amaſſe en trop grande

quantité, & s'épaiſſit trop, alors on n'entend plus, ou on entend mal. Le ſecond uſage de cette humeur eſt d'empêcher par ſon amertume les inſectes d'entrer dans l'oreille, & de mettre un obſtacle à leur progreſſion, en cas qu'ils y ſoient entrés.

Des Larmes.

IX°. Les *larmes* ſont une humeur lymphatique, claire, fort atténuée, très-légèrement ſalée : elle eſt ſéparée du ſang dans la glande lacrymale, & les petits points glanduleux, dont l'intérieur des paupières eſt rempli. Dans l'état naturel cette humeur ſert à humecter toutes les parties extérieures de l'œil, & particulièrement la cornée ; elle eſt portée par le mouvement des yeux & des paupières vers l'angle interne de l'œil, où elle est reprise par les points lacrymaux, & parvient dans le canal du nez, en passant par le sac lacrymal. Mais si l'œil est irrité par quelque cause que ce soit, si le ton des parties est augmenté, si ces organes sécrétoires sont comprimés à différentes reprises, alors il se sépare une trop grande quantité de larmes, pour pouvoir être absorbée par les points lacrymaux, le reste coule le long des joues : on voit arriver la même chose, lorsque les points lacrymaux ou le sac nasal sont obstrués, lorsque la paupière inférieure est relâchée, ou lorsque les glandes sont altérées. Ce sont-là les raisons qui font pleurer les yeux des vieillards. L'abon-

dance des larmes vient aussi de
l'humidité du tempérament, &
de la sensibilité ; c'est pour cela
que les femmes & les enfans
pleurent plus facilement : il est
aisé d'expliquer, par ce que nous
venons de dire, pourquoi la joie
& la tristesse font verser des larmes.

De la Chassie.

X°. La *chassie* est une humeur
visqueuse, gluante, séparée dans
des grains glanduleux, situés le
long de petites bandes cartilagineuses appellées *Tarses*. Elle
sert à lubréfier les bords des paupières, & empêche qu'elles ne
se froissent dans leurs frottemens.
Cette humeur est en petite quantité ordinairement, elle se dis-
sout par l'humeur lacrymale, &

est reprise avec elle par les points lacrymaux : mais lorsqu'elle devient trop abondante ou trop âcre, elle colle les paupières, les enflamme, & y produit quelquefois de petits ulcères : les enfans & les vieillards sont ordinairement plus sujets à cette incommodité : chez les enfans c'est la surabondance des sucs qui l'occasionne ; chez les vieillards c'est l'âcreté des humeurs, & l'obstruction des points lacrymaux, qui en est la cause.

Des humeurs de la quatrième classe.

Il est peu d'Auteurs, si l'on en excepte M. *Fizes*, qui ayent admis cette quatrième classe. Il est cependant dans le corps humain des humeurs, qui ne peuvent se rapporter à aucune des précédentes : telles que 1°. l'humeur aqueuſe des yeux, 2°. l'eau du péricarde, 3°. la graiſſe, 4°. la moëlle, 5°. la ſynovie : on pourroit peut-être compter auſſi les eſprits animaux ; mais nous en parlerons dans un chapitre particulier. Nous coyons donc devoir ſuivre cette diviſion , qui nous paroît très-méthodique ; c'eſt pourquoi nous appellerons *neutres* les humeurs de la quatrième claſſe , qui , ſans ſervir à la nutrition, ſans être reportées, en partie dans le torrent des autres humeurs , telles que les récrémentitielles , & enfin ſans être entièrement pouſſées au dehors, comme les excrémentitielles , jouent cependant un rôle dans l'économie animale ; elles

ne reftent point à la vérité toujours dans le lieu de leur fécrétion ; fuivant le temps & les
circonftances elles font repom-
pées dans la maffe du fang ; mais
alors elles ne doivent être regar-
dées, que comme un corps de
réferve, qui n'eft mis en œuvre
que dans les grandes occafions,
où toutes les forces doivent fe
réunir, pour faire face à un en-
nemi trop à craindre.

De l'humeur aqueufe.

I°. L'*humeur aqueufe* ainfi appellée à caufe du rapport qu'elle a avec l'eau, occupe tout l'efpace qui fe trouve entre le cryftallin & la concavité de la cornée ; cette humeur eft très-claire,
& très-fluide, On a prétendu,

qu'elle se renouvelloit continuellement, & qu'elle étoit repompée sans cesse par des vaisseaux
absorbans ; nous pensons que ce
renouvellement n'est pas aussi
fréquent qu'on l'a imaginé. Ce
qui a pû induire en erreur, c'est
que, lorsque par quelque cause
que ce soit, cette humeur s'évacue tout-à-coup, comme dans
l'opération de la cataracte, par
éxemple, elle se reproduit très-
promptement ; mais cette expérience ne prouve rien, parce
qu'alors l'extrémité des petites
artères, n'étant plus pressée, laisse échapper plus aisément cette
humeur, ce qui n'arrive point,
lorsque l'œil est plein. Car nous
pensons que l'humeur aqueuse
transsude de l'extrémité des artères, qui se distribuent sur la sclé-

rotique & la choroïde, quoique
plufieurs Auteurs ne foient pas
de ce fentiment. Nous expliquerons fon ufage en parlant de la
tivifion.

De l'eau du Péricarde.

II°. L E cœur eft contenu
dans un fac membraneux connu fous le nom de *péricarde*. Pour
qu'il pût faire fes mouvemens,
il falloit qu'il y eût un efpace
intermédiaire entre la face intérieure de la membrane qui l'enveloppe, & fa propre fubftance;
il étoit néceffaire outre cela que
cette membrane eût une certaine flexibilité; c'eft pour remplir
ces deux vûes que l'on trouve
dans ce fac une eau appellée
eau du péricarde, qui y eft apportée de même que l'humeur

aqueuſe par l'extrémité des artères, qui tapiſſent l'intérieur de
ce ſac : ce ſentiment ſur l'origine de cette humeur eſt confirmé
par *Bartholin*, qui dit l'avoir vû
couler de l'extrémité des artères
dans le temps de leur contraction
après une bleſſure du péricarde.
La couleur de cette humeur tire
un peu ſur le jaune, quoiqu'elle
puiſſe être altérée par bien des
cauſes. Cette humeur eſt repriſe
par des vaiſſeaux abſorbans ; dans
la crainte qu'elle ne gênât les
mouvemens du cœur, ſi elle ſe
trouvoit trop abondante. Dans
les gens, qui meurent étranglés,
cette humeur eſt en plus grande
quantité, par la même raiſon que
nous avons apportée à l'article
de la ſalive : on obſerve auſſi la
même choſe dans ceux qui meu-

rent

rent de maladies longues, mais la cause est différente ; c'est à l'atonie des parties, & à la dissolution du sang, que l'on doit pour lors l'attribuer.

De la Graisse.

III°. La *graisse* est une humeur huileuse composée des parties sulphureuses, inflammables, qui se sépare de la masse du sang, & est déposée dans de petites loges ou cellules, à peu près comme le miel dans les gâteaux des abeilles : c'est, sans doute, ce qui a induit en erreur quelques Auteurs, qui pensoient sans fondement, que la graisse ne devoit pas être rangée dans la classe des humeurs, parce qu'elle n'est pas fluide : mais son degré de fermeté , n'est dû qu'au séjour qu'elle fait dans les petites loges, dont nous avons parlé; c'est là qu'elle se dépouille, en se perfectionnant , de son humidité superflue , encore en conserve-t-elle assez pour décrépiter sur le feu; elle y acquiert aussi plus de consistence. On trouve de la graisse dans toute l'habitude du corps, & principalement à la base du cœur, aux reins, au mésentère, à l'épiploon, aux intestins, aux fesses, & vers le pubis dans l'un & l'autre sèxe. Elle manque constamment au cerveau, aux paupières, aux levres, au scrotum & au membre viril.

A raison des différentes parties où la graisse se distribue, elle sert à différens usages: en général

elle humecte, facilite le mouvement des parties qu'elle recouvre, les rend moins fenfibles à
l'action des fels âcres, donne des
graces en arrondiffant les parties,
& en rempliffant les intervalles
des mufcles ; de plus dans de
longues maladies, elle repaffe
dans la maffe du fang, & fe
tourne en la fubftance du malade,
qui ne relève maigre que par
cette raifon : c'eft fans doute de
la même façon qu'on doit expliquer le fommeil de ces animaux, qui dorment tout l'hyver
fans prendre de nourriture, car
ils fe réveillent tous fort maigres.

On obferve qu'il y a des gens,
quoique grands mangeurs, qui
font très-maigres ; pendant que
d'autres, qui mangent peu, font
fort gras. Cela vient de la chaleur

trop grande, du mouvement du
poulx trop vif, qui diſſipe la
graiſſe par l'inſenſible tranſpiration, à quoi l'on peut ajoûter,
l'amplitude des vaiſſeaux ſan-
guins, & la petiteſſe des cellules
graiſſeuſes : le contraire produit
l'embompoint.

De la Moëlle.

IV°. La *moëlle* eſt une humeur huileuſe fort ſemblable à
la graiſſe, dont elle ne diffère,
que parce qu'elle eſt un peu plus
atténuée. Elle ſe rencontre dans
les cavités des os, où elle eſt
apportée par les artères ; elle eſt
dépoſée dans de petites cellules,
qui communiquent toutes entre
elles : ces cellules ſont formées
par une membrane fine & tranſparente, que quelques Auteurs

ont appellée périoste interne, &
qui est tapissée de quantité de
vaisseaux sanguins, & absorbans,
destinés à repomper la moëlle,
& à la rapporter dans la masse
commune des humeurs.

Elle est quelquefois plus abondante, d'autres fois moins ; ce qui
avoit fait imaginer aux Anciens,
que cela suivoit les phases de
la lune : mais mille expériences
ont démontré la fausseté de cette
opinion ; * aussi bien que l'erreur
dans laquelle étoient ceux, qui
pensoient que la moëlle étoit destinée à la nourriture des os.

Son usage est d'empêcher la
trop grande sécheresse des parties
qui la renferment, & de rendre

---

* Voyez une Thèse soutenue aux Ecoles
de Médecine de Paris. Pres. Alexandre *Lit-*
tre. par Alexandre *Lefrançois. Est-ne aliquod*
lunæ in corpora humana imperium? neg. 1707.

les os moins caſſans, en s'inſi-
nuant par une eſpèce de tranſpiration entre les fibres oſſeuſes.

De la Synovie.

V°. Pour empêcher la dou-
leur que n'auroient pas manqué
d'occaſionner les différens mouvemens, qui ſe font aux articulations, on y rencontre une humeur connue ſous le nom de
ſynovie, dont l'uſage eſt de faciliter le mouvement. Cette humeur eſt mucilagineuſe, & devient de plus en plus viſqueuſe
par ſon ſéjour; c'eſt de ſa viſcoſité & de ſon épaiſſiſſement,
que viennent les *anchyloſes*. Elle
eſt fournie 1°. par un ſuintement
qui ſe fait de l'extrémité des petites artères, qui ſe diſtribuent

dans les ligamens ; 2°. par les glandes synoviales, qui, compoſées d'une infinité de petits vaiſſeaux de tout genre, ſe trouvent dans de petits enfoncemens, que l'on rencontre dans les articulations ; 3°. enfin par la moëlle, qui tranſſude de la tête des os : cette dernière ſource eſt démontrée par l'expérience ſuivante ; ſi on ſouffle de l'air dans la cavité de l'humeur, il paſſe dans l'articulation ; la ſtructure des parties favoriſe cette communication ; car la tête des os n'eſt formée que d'une ſeule lame oſſeuſe, qui, auſſi bien que le cartilage qui la recouvre, eſt percée d'une infinité de petits trous ; de plus, il y a une quantité conſidérable de moëlle dans la tête des os. Telles ſont les ſources d'où découle cette humeur si nécessaire, pour faciliter la liberté de nos mouvemens. Sa disposition à la viscosité doit être toujours présente aux Chirurgiens lorsqu'ils ont à traiter une fracture, ou lorsqu'on les consulte sur une cessation de mouvement, dans une articulation quelconque.

Telles sont les parties fluides de notre corps ; auxquelles nous aurions pû ajoûter différentes humeurs, qui servent à enduire, par éxemple, la trachée-artère, l'œsophage, &c: mais ce que nous avons dit, suffit pour faire entendre la nature & l'usage des humeurs, que nous avons omises à dessein, tant parce qu'elles ne sont pas difficiles à connoître, que parce qu'en parlant des fonctions, nous aurons occasion d'expliquer ce qui les concerne.

CHAPITRE IV.

Des Esprits Animaux.

UNE des questions les plus am-
barrassantes de la Physiologie,
& qui a le plus divisé les Auteurs,
est celle qui regarde les esprits
animaux. Il n'y a encore rien de
décidé sur leur nature, leur usage, & la façon dont ils se séparent. Chacun des Auteurs,
suivant l'avis qu'il soutient, apporte des expériences en faveur
de son systême ; on compte de
part & d'autre des noms respec-
tables, dont le mérite est recon-
nu. Une Thèse soutenue aux Ecoles de Médecine, * a jetté encore

* Le 16 Janvier 1749, sous la Présidence
de M. Théod. *Baron*, D. M. P. par M. *Thierry.*

G v

des doutes fur cette matière : l'Auteur foutient que l'éxistence des efprits animaux, n'eft point prouvée, & il embraffe le fentiment de ceux qui prétendent, que les efprits animaux n'éxiftent point : il apporte en preuve tout ce qui peut favorifer cette opinion, & ajoûte encore de nouvelles autorités, & des expériences, pour abattre tout ce que peuvent alléguer contre fon opinion les fectateurs les plus zélés du fentiment oppofé.

Pour mettre un ordre dans une queftion que la diverfité des fentimens des Auteurs a rendu encore plus embarraffante, nous diviferons en quatre articles tout ce que nous avons à dire fur cette matière ; nous éxaminerons 1°. fi les efprits animaux

éxistent ; 2°. quelle est leur nature ; 3°. comment ils se séparent, & quels sont les organes
destinés à cette sécrétion ; 4°.
quel est leur usage ? Nous tâcherons de choisir le sentiment
le plus probable, sans cependant
rien dissimuler des raisons contraires, que nous tâcherons de
réfuter par des expériences plutôt
que par des raisonnemens.

I°. Les nerfs sont les organes
du sentiment ; ce sont eux qui
entretiennent le commerce de
l'ame & du corps ; c'est par eux
que ces deux substances, quoique d'une nature absolument opposée, agissent de concert pour la
conservation de notre individu.
Mais les nerfs sont-ils creux ou
agissent-ils simplement comme
des cordes, c'est-à-dire, la sen-

sation est-elle communiquée à notre ame par une irradiation d'un fluide quelconque, ou la vibration seule des nerfs est-elle capable d'exciter, & de rendre l'impression qu'elle a reçue, comme on voit une corde à violon tendue avoir des vibrations plus ou moins fréquentes, & rendre un son grave ou aigu à raison de sa tension?

Ceux qui sont d'avis que les esprits animaux ou le fluide nerveux n'éxiste point, se fondent 1°. sur ce que l'œil même armé d'un microscope n'a jamais pû les appercevoir; 2°. que les nerfs ne sont point creux; 3°. que lorsqu'on fait la ligature d'un nerf, il n'arrive point de tumeur ni au-dessus ni au-dessous de la ligature; 4°. qu'il y a des éxemples d'animaux qui ont vécu sans cerveau ; * 5°. enfin que par la tension & les vibrations des nerfs on peut expliquer tout le méchanisme des senfations ; car, difent-ils, cette tenfion augmentée ou diminuée rend le sentiment plus ou moins vif, comme mille expériences le prouvent.

Ceux qui admettent le sentiment oppofé, prétendent 1°. qu'on ne peut nier l'éxiftence des efprits animaux, parce qu'ils ne font point fenfibles à la vûe, car, difent-ils, perfonne ne doute

* M. Jof. *Raulin* D. M. P. dans fon Traité *des Maladies occafionnées par les promptes & fréquentes variations de l'air*, p. 50, foutient de ce que quelques animaux ont fait leurs fonctions fans cerveau, que l'animal fe meut fans efprits animaux, & qu'on doit regarder l'air à leur exclufion comme le principe du mouvement. Il fe fonde fur le paffage d'*Hippocrate*, *Aeris officium eft intelligentiam & motionem membris præbere.*

de l'éxistence de l'air , de la matière subtile , &c, quoique cependant on ne puisse pas s'assurer
de leur éxistence par le secours
des yeux , même aidés du meilleur microscope : d'ailleurs il y a
des partisans des esprits animaux
qui soutiennent qu'on peut les
appercevoir ; c'est ce que nous
éxaminerons en parlant de leur
nature : 2°. ceux qui pensent que
les esprits animaux éxistent sont
divisés sur la cavité des nerfs ;
les uns pensent qu'ils sont creux,
d'autres que les esprits animaux
les pénètrent, comme on voit
une étoffe , qui trempe dans une
liqueur , filtrer par l'extrémité
opposée de même qu'un siphon ;
cela se fait suivant ces derniers
par une imbibition : quoi qu'il en
soit , il est certain , que si l'on in-

jecte dans l'artère carotide d'un chien vivant une liqueur noire, les nerfs font pénétrés de cette liqueur, fi on l'a pouffée avec force ; ce qui ne peut arriver à moins que l'on n'admette des pores ou des cavités dans les nerfs : 3°. ils conviennent qu'un nerf lié ne fe tuméfie ni au-deffus, ni au-deffous de la ligature ; mais ils foutiennent que cela ne prouve rien contre leur fentiment, puifque cela vient uniquement de la force des membranes, & de la foibleffe de l'impulfion du fluide nerveux : car, difent-ils, pour que des membranes fe dilatent, il faut que la force impulfive foit plus grande que la réfiftance ; mais ici c'eft le contraire ; cette expérience ne détruit donc point, fuivant eux, l'éxiftence des ef-

prits animaux : 4°. les éxemple
d'animaux qui ont vécu sans cer
veau ne renverfent point le fyftê
me des efprits animaux ; car dans
quelques-uns des éxemples allé
gués qui fe trouvent rapporté
dans les Mémoires de l'Acadé
mie des Sciences, le cervelei
éxiftoit dans fon état naturel , &
dans d'autres au moins on trouvoit la moëlle de l'épine, qui te
noit lieu de cerveau dans ce cas-
là : or quelqu'un ignore-t-il, pour
peu qu'il connoiffe l'économie
animale , qu'une partie fait la
fonction d'une autre, lorfque celle-ci vient à manquer par quelque
caufe que ce foit : 5°. enfin ceux
qui foutiennent l'éxiftence des
efprits animaux prétendent, qu'il
eft impoffible d'expliquer aucun
phénomène par la tenfion des

nerfs : lorfqu'un nerf eft lié, la paralyfie de la partie à laquelle il fe diftribue arrive toujours ; cependant la tenfion n'eft point diminuée, & la partie fupérieure à la ligature devient plus fenfible : la fenfation dans le fyftême des premiers devroit être altérée & non détruite. Si l'on comprime le cerveau ou la moëlle de l'épire la paralyfie furvient, quoique la tenfion foit cependant la même. De plus, les nerfs à leur origine, comme lorfqu'ils fe terminent, font prefque *pulpeux*, ce qui doit diminuer la continuité de la fenfation. Si l'on admettoit le premier fentiment, lorfqu'une partie eft fléchie, relâchée, œdémateufe, le fentiment ne devroit pas éxifter ; on obferve cependant conftamment le contraire.

Toutes ces raisons, auxquelles on pourroit en ajouter beaucoup d'autres que nous supprimons pour abréger, nous déterminent à embrasser le sentiment de ceux qui admettent les esprits animaux; car sans cela à quoi serviroit le cerveau, & le cervelet beaucoup plus gros dans l'homme que dans tous les autres animaux par proportion? Pourquoi le cerveau recevroit-il le tiers de toute la masse du sang? Comment enfin sa lésion rendroit-elle imparfaites toutes nos sensations, & les détruiroit-elle quelquefois?

II°. On est encore moins d'accord sur la nature des esprits animaux que sur leur éxistence tant parmi les Anciens que parmi les Modernes.

Si l'on en croit les Anciens;

es uns veulent que ce ſoit une
eſpèce de roſée, d'autres que ce
ſoit un eſprit vivifique répandu
dans toute la nature, à ce qu'ils
imaginent ; quelques-uns les aſ-
ſurent acides, quelques autres
alkalins ; d'autres les comparent
aux ſels alkalis volatils urineux ;
il en eſt qui ſoutiennent qu'ils
ſont ſemblables à l'eſprit recteur
des plantes ; certains penſent
qu'on doit en admettre de trois
eſpèces, d'animaux ou innés, de
vitaux, & de naturels ; enfin il n'y
a rien à quoi on ne les ait voulu
comparer, rien avec quoi on
n'ait voulu établir une analogie.
Ce ſeroit perdre du temps, que
de vouloir réfuter ſérieuſement
ces opinions ; il eſt aiſé d'en
faire ſentir le ridicule ſeulement en les expoſant, pour

peu qu'on y veuille réfléch[...]

Les Modernes ne font pas pl[...] d'accord entr'eux fur la natu[...] des efprits animaux ; ils propofe[...] à la vérité des fentimens pl[...] vraifemblables, mais qui ne fo[...] fondés que fur des probabilit[...] plus ou moins grandes. On pe[...] réduire à trois opinions tout c[...] qu'ils avancent à ce fujet. Le[...] premiers croyent que les efprit[...] animaux ne font autre chof[...] qu'une lymphe femblable à cell[...] dont nous avons parlé, qui e[...] limpide, que la chaleur ren[...] plus fluide, que le froid épaiffit[...] & que l'on voit tranffuder de[...] nerfs, lorfqu'ils font coupés tranf[...] verfalement. Les feconds imagi[...] nant qu'il eft impoffible qu'une[...] matière auffi épaiffe que cell[...] qu'admettent les premiers, puiffe[...]

roduire tous les phénomènes
que l'on remarque dans les fen-
ations, penfent que les efprits
animaux font une matière très-
fubtile, fort ténue, très-fimple,
& que les yeux ne peuvent point
appercevoir : ils fe fondent principalement, fur ce qu'ils fuppofent que le fluide nerveux doit
être d'une mobilité extrême :
quant à cette humeur admife par
les premiers, ils la regardent
comme deftinée à la nourriture
des nerfs, & par conféquent femblable au fuc nourricier, répandu dans toute notre machine,
pour nourrir & réparer d'une
façon uniforme les différentes
parties de notre corps. Les troifièmes enfin tiennent un milieu
entre ces deux fentimens, ils
croyent que cette lymphe eft le

véhicule des efprits animaux, qu
font fort fubtils, & qu'il fe fai
ici la même chofe qu'on obferv
dans l'humeur des glandes pro
ftates, qui fourniffent une humeu
qui fert d'enveloppe, s'il eft per
mis de parler ainfi, à la fe
mence proprement dite, comm
nous le verrons en traitant de l
génération.

Tels font les fentimens de
Modernes; quoique chacune de
ces opinions ait quelques expériences en fa faveur, nous croyons
cependant devoir admettre le
premier fentiment, qui nous paroît le plus vraifemblable: car 1°.
dans l'expérience rapportée par
Bellini, où on rend le mouvement au diaphragme en preffant
de nouveau le nerf qui va s'y
diftribuer, il faut répéter cette

xpérience plusieurs fois pour
dépouiller le nerf de tout le fluide qu'il contient : après quoi il
n'est plus possible de procurer
aucun mouvement au diaphragme : 2°. on observe constamment que lorsqu'un nerf est coupé, il ne devient flasque que par
dégrés en proportion de l'humeur, qui s'échappe par son
extrémité : 3°. il est possible
d'expliquer par-là tout ce qui
regarde le mouvement musculaire & les sensations : car il suffit
pour que la sensation se fasse,
qu'il y ait une voye par laquelle
elle puisse se communiquer : or
cette humeur, quoique son mouvement soit lent, & qu'elle soit
un peu visqueuse, peut communiquer l'impression qu'elle a
reçue.

De ce que nous venons d[e]
dire, il ne faut pas regarder notr[e]
fentiment comme une vérité dé[-]
montrée ; mais comme celui qu[i]
paroît le plus probable , & s'ac[-]
corde le mieux avec les expé[-]
riences que l'on a faites fur le[s]
nerfs.

III°. Tout ce que les Ancien[s]
ont avancé fur la fécrétion de[s]
efprits animaux , eft trop éloign[é]
des lumières que la Phyfique mo[-]
derne nous a communiquées[,]
pour être rapporté.

Le fentiment des Moderne[s]
eft plus vraifemblable : mais pou[r]
entendre ce que nous avons [à]
dire à ce fujet, il faut faire at[-]
tention à la ftructure du cer[-]
veau.

Ce vifcère eft renfermé dans[,]
une boëte offeufe appellée crâne[;]

il

il est enveloppé par deux membranes ; la plus extérieure est
nommée *dure-mère*, elle tient lieu
de périoste interne, elle forme
différentes duplicatures, pour
soutenir tous les lobes du cerveau, & du cervelet, & empêcher la compression, qu'auroient
pû souffrir sans cela quelques-
unes de ses parties dans nos
différens mouvemens : la seconde
membrane est la *pie-mère*, qui des-
cend dans toutes les anfractuo-
sités du cerveau ; on trouve à sa
surface extérieure de petits points
glanduleux, qui séparent une humeur destinée peut-être à empêcher l'adhérence de ces deux
membranes : quelques Auteurs
admettent une troisième membrane qu'ils appellent *arachnoïde*.
Sans entrer dans le détail des

H

éminences, & des cavités du cerveau, qu'il seroit inutile de décrire ici, d'autant plus que leur usage n'est point encore connu, éxaminons la composition de ce viscère. On y remarque deux substances, l'une extérieure, grisâtre, est appellée *corticale*, à cause de sa situation, & *cendrée* par rapport à sa couleur; l'autre est blanche un peu plus ferme, on la nomme *substance médullaire*; elle se trouve au-dessous de la substance corticale: la substance du cervelet est disposée de même, mais elle est plus compacte & plus ferme que celle du cerveau. La réunion de la substance médullaire du cerveau & du cervelet à la base du crane, produit ce qui est connu sous le nom de *moëlle allongée*,

& qui se termine au grand trou occipital : depuis cet endroit jusqu'à la partie inférieure de l'os *sacrum* se trouve renfermée dans le canal des vertèbres la *moëlle de l'épine*, qui diffère du cerveau & du cervelet, en ce que la substance cendrée occupe le centre.

Ceci posé, voyons comment se sépare le fluide nerveux : tous les Modernes conviennent que cette sécrétion se fait dans la substance corticale, mais ils sont divisés sur la manière ; & d'après leurs sentimens chacun imagine que la substance corticale est construite d'une manière qui se trouve d'accord avec son système.

On peut réduire à deux sentimens tout ce qu'ils ont écrit à ce sujet. Les uns pensent que

la substance corticale est glanduleuse, & composée de petites
glandes ovales: les autres croyent
que cette même substance est
vasculeuse, & que les vaisseaux
sanguins se terminent dans des
vaisseaux très-fins, blancs, qui
ne ressemblent pas mal à ce
chevelu que l'on observe dans
les plantes. Quoique le premier
sentiment semble être prouvé
par l'inspection du cerveau tant
sain, que malade, puisque lorsque l'on le fait cuire, il semble
se réduire en petits grains glanduleux, cependant le second sentiment me paroît démontré par
l'injection & la macération ; car
si l'on pousse dans cette substance une injection très fine à la
vérité, ou si l'on la laisse macérer,
elle se résout entièrement en
vaisseaux.

Voici donc comment je crois que les esprits animaux sont séparés : le sang est apporté au cerveau par les artères carotides internes, & vertébrales, qui font beaucoup de contours qui se communiquent entr'elles par différentes anaftomoses, & se dépouillent des deux premières membranes dont nous avons parlé dans la description des artères : ces différentes circonvolutions, font faites vraisemblablement pour atténuer davantage le fang, dont l'impulfion eft diminuée encore, tant parce que les artères font privées de deux de leurs tuniques, que parce qu'elles ferpentent encore pendant un affez long espace entre les membranes qui recouvrent le cerveau.

Le fang parvient donc enfin

à la substance corticale, où il reçoit une nouvelle préparation encore avant d'être porté à la substance médullaire, qui est continue à la substance cendrée, quoique jamais *Ruysch* n'ait pû y faire pénétrer ses injections. On doit donc inférer de-là que la sécrétion des esprits animaux est purement méchanique, comme le soutient *Bergerus*. Les esprits animaux ayant été ainsi séparés se distribuent à toutes les parties de notre corps par le moyen des nerfs, c'est ce que l'on appelle influx des esprits animaux ; & lorsque par quelque cause que ce soit, l'extrémité des nerfs se trouve irritée ou comprimée, alors il se fait un reflux qui excite une sensation, qui peut être ou simple, lorsque l'impreſſion ſe fait directement au cerveau, ou ſympathique lorſque l'irritation d'une partie excite une ſenſation dans une autre.

Quelques Auteurs, tels que *Vieuſſens*, croyoient que le fluide nerveux circuloit à peu près comme le ſang ; ils penſoient même avoir découvert des vaiſſeaux deſtinés à cet uſage, qu'ils appelloient *neuro-lymphatiques* ; mais le contraire eſt démoatré par les expériences ſuivantes. Lorſqu'un nerf eſt coupé, il ſe retire, les parties voiſines ſentent de la douleur ; les inférieures deviennent paralytiques ; les ſupérieures conſervent le ſentiment, qui devient même plus vif : lorſqu'il n'eſt coupé qu'à moitié, il ſurvient de la fièvre, du délire, des convulſions, des inflammations, la

H iv

gangrène : ces accidens ne peuvent pas s'accorder avec cette circulation prétendue. Mais que devient cette quantité prodigieuse d'esprits animaux qui se séparent continuellement ? Il y a lieu de présumer que lorsque les esprits animaux sont parvenus à l'extrémité des nerfs, ils sont en partie repris par les vaisseaux absorbans, & de-là reportés dans la masse commune des humeurs, & en partie poussés hors de notre corps tant par la transpiration insensible, que par les autres émonctoires de notre corps. C'est de-là que se doit tirer la raison pourquoi on se sent fatigué après de grandes évacuations, un exercice, ou des passions violentes.

IV°. DE tout ce que nous avons dit, on doit conclure,

que les esprits animaux, servent
aux différentes senfations ; c'eft
ce que nous développerons, lorfqu'il fera queftion des fens tant
internes qu'externes ; nous avons
expliqué auffi de quelle manière
cela fe fait. Quoique notre fentiment ne foit pas démontré, il
a cependant toute la probabilité,
que l'on devoit attendre dans une
queftion auffi peu décidée, &
fur laquelle les fentimens font
auffi partagés.

Mais les esprits animaux ne
font pas feulement deftinés aux
fenfations ; ils fervent encore à
tous les mouvemens de notre
corps : ce qui eft prouvé par la
paralyfie dont eft attaquée la partie où va fe diftribuer un nerf
qu'on aura lié. En vain voudroit-
on nier que le fluide nerveux fût

la cauſe de l'action des muſcles,
fondé ſur ce que la ligature de
l'artère produit la paralyſie, de
même que celle du nerf. Un
peu d'attention ſur ce qui arrive
dans l'un & dans l'autre cas nous
fournira l'explication de ce phénomène. Pour qu'un muſcle ſe
contracte, il faut qu'il ſe diſtribue une ſuffiſante quantité d'eſprits animaux ; mais comme leur
mouvement eſt lent, il faut qu'il
ſoit aidé par le battement des artères, d'autant plus que les nerfs vont
quelquefois en ſerpentant. Lors
donc que l'on aura fait la ligature d'une artère, ſon battement
ſe trouvant arrêté, elle ne pourra
plus faciliter la progreſſion du
fluide nerveux ; c'eſt pourquoi la
paralyſie ne ſuit pas immédiatement la ligature de l'artère,

mais vient successivement, à proportion que l'influx des esprits
animaux se fait plus lentement,
& enfin elle arrive lorsqu'il est
totalement cessé. Il faut donc
distinguer pour l'influx du fluide
nerveux deux causes, l'une éloignée & essentielle, qui est le battement des artères ; l'autre prochaine & efficiente, qui est l'irradiation directe des esprits animaux. Tout ce qui pourra diminuer ou arrêter la progression
du fluide nerveux occasionnera
l'engourdissement, ou la paralysie, mais comme cause éloignée,
tandis que la ligature du nerf la
produira sur le champ ; cette vérité est démontrée tous les jours
dans la Médecine pratique.

Pour être au fait de tout ce
qui a rapport aux esprits animaux,

il faut examiner quelle est leur action dans nos différens mouvemens. On compte trois espèces d'actions ou de mouvemens, l'une musculaire, l'autre tonique, la troisième élastique; ce sont ces trois actions qui produisent tous les mouvemens, que l'on observe dans notre machine; il est donc à propos d'expliquer leur nature, & de faire voir comment les esprits animaux peuvent y contribuer.

CHAPITRE V.

De l'action musculaire.

ON entend par action musculaire, l'effort que fait la partie charnue d'un muscle pour se raccourcir; car il ne faut pas qu'un muscle soit raccourci pour être en contraction, il suffit qu'il fasse effort pour se raccourcir. Un éxemple fera sentir ce que nous venons de dire. Lorsque nous voulons lever de terre un corps quelconque trop lourd pour que nous puissions le soulever, nos muscles entrent en contraction, font effort pour se raccourcir, & cependant ne diminuent point de longueur à cause de la résistance qu'ils trouvent dans le corps qu'ils veulent soulever.

On distingue trois espèces d'action musculaire, l'une est volontaire, telle que le mouvement des muscles du pied, des mains, &c; l'autre est involontaire, telle que le mouvement du cœur, des intestins, &c; la troisième

enfin eſt mixte, c'eſt-à-dire, dépend en partie de la volonté, &
ſe fait auſſi ſans ſon conſente-
ment; telle eſt l'action des muſcles deſtinés à la reſpiration, que
nous pouvons accélérer ou retarder à notre gré, & qui ſe fait
ſans que nous y penſions.

Il n'y a que le corps du muſcle appellé *ventre*, qui ſe contracte, les extrémités ne ſe contractent point; ce que nous avons
dit plus haut en parlant de la
ſtructure des muſcles en général,
ſuffit pour en ſentir la raiſon.

Il eſt néceſſaire d'entrer ici
dans quelque détail ſur la compoſition de cette partie moyenne
du muſcle, pour mieux entendre
tout ce que les Auteurs ont avancé ſur la cauſe de l'action muſculaire.

La partie moyenne du muscle
est connue dans tous les animaux
sous le nom de chair : c'est un
composé d'un nombre presque
infini de paquets de fibres charnues, rouges, parsémées de quantité de nerfs, de vaisseaux sanguins & lymphatiques ; recouvert
d'une membrane fine, qui se
prolonge pour servir de gaine
à des faisceaux de fibres charnues, qui sont elles-mêmes divisées en plusieurs autres faisceaux plus petits. Car quoiqu'au
premier aspect le corps du muscle ne semble composé que d'un
amas de fibres rangées paralle-
lement, cependant elles sont
divisées en quantité de petits
paquets, qui sont tous enveloppés d'une membrane particulière, & se terminent vraisembla-

blement à cette fibre première dont nous avons parlé, que *Leu-wenhoeck* lui-même n'a jamais pû appercevoir. C'est dans le tissu cellulaire formé par cette membrane qui sert d'enveloppe aux muscles, qu'est renfermée la graisse plus ou moins abondamment, à raison des sujets.

Lorsqu'un muscle se contracte, ses fibres tendent à se raccourcir, les extrémités font effort pour se rapprocher ; il devient dur, tendu. Cette action n'éxiste qu'autant qu'il se fait un influx d'esprits animaux ; car elle est détruite dès l'instant que le nerf qui se distribue à un muscle quelconque est coupé ou lié. Ces faits sont constans dans les trois espèces d'actions musculaires.

On n'a fait jusqu'à présent que

des systêmes sur le méchanisme par lequel les muscles agissent. Il est probable qu'il n'y aura jamais rien de satisfaisant sur cette matière.

Les Anciens imaginoient que l'ame étoit la cause de ce mouvement, ils admettoient une faculté immatérielle, qu'il faut reléguer avec les qualités occultes : car, comme dit *Lucrece.*

Tangere enim & tangi, nisi corpus, nulla
potest res.

Quelques-uns ont pensé que le sang se raréfioit lorsqu'il étoit contenu dans le muscle ; ou bien que les esprits animaux fermentoient avec le sang, & racourcissoient ainsi les muscles.

D'autres ont avancé que les fibres transverses, qui recouvrent

les fibres charnues, faisoient raccourcir celles-ci en se contractant ; mais ils n'ont point apporté la cause de cette contraction prétendue, qui auroit été
plutôt capable de faire allonger
les fibres charnues, que de les
raccourcir.

Il y en a eu qui ont imaginé
que le changement de la direction des angles des fibres occa-
sionnoit ce raccourcissement ;
mais en disant que les nerfs le
produisoient, ils n'ont point expliqué de quelle façon cela se
faisoit.

Plusieurs enfin ont supposé
sans le prouver, que chaque fibre
musculaire étoit formée de petites vésicules de figure elliptique, que par l'abord du fluide
nerveux elles prenoient la forme

phérique, qu'alors le sang étoit exprimé des vaisseaux du muscle, qui par cette raison n'augmentoit pas de volume.

Il est aisé de sentir par ce court exposé le peu de solidité de tous ces systêmes, qui laissent toujours quelque chose à desirer. Convenons plutôt de notre ignorance, & ne regardons les muscles que comme des cordes, dont la force doit toujours être proportionnée au corps à mouvoir, & à la distance plus ou moins grande du centre du mouvement. Cette règle nous fera découvrir pourquoi certains muscles sont longs, d'autres courts, pourquoi il y en a de forts & de foibles; enfin par quelle raison la tête des os est plus grosse que leur corps.

Les muscles ont encore, outr
cette action qui leur est propre
deux actions communes ave
d'autres parties : lorsqu'ils son
irrités ou piqués, leur tension
augmente : lorsqu'on les distenc
outre mesure, ils font effort pou
se rétablir ; ces deux actions son
connues sous le nom de tonique
& d'élastique, dont nous allons
parler.

CHAPITRE VI.

De l'action tonique.

L'ACTION tonique quoique généralement admise par tous les
Auteurs, n'a été jusqu'à présent
développée d'une façon claire
que par *Baglivi*. On doit la définir, une contraction dépendan-

du cerveau, * qui augmente
en raison de l'augmentation de
action de ce viscère, & qui diminue de même : cette action est
augmentée ou dans tout le corps
dans les passions violentes, comme la colère ; ou dans une partie
seulement dans certaines passions, comme la passion hysté-
rique ; en un mot, c'est celle qui
constitue proprement l'éréthis-
me ; elle est en raison de la sensibilité, c'est-à-dire, qu'à tension
égale plus une partie est élastique plus elle a d'action tonique,
& qu'à élasticité égale, plus une
partie est tendue, plus elle a pareillement d'action tonique.

Quelques Auteurs ont voulu

* Voyez une Thèse soûtenue aux Ecoles
de Médecine de Paris, le 12 Janvier 1754.
An tonus partium a spiritibus ? aff.

soutenir que l'action toniqu
n'étoit que l'action élastiqu
augmentée : mais si l'on trou
ve dans le corps humain de
mouvemens inexpliquables pa
l'action élastique & musculaire
& si ces mêmes faits examiné
avec soin se réunissent tous sou
un même point de vûe, s'ils sui
vent les mêmes loix dans leu
augmentation, leur diminution
&c, ne peut-on pas conclure
qu'ils sont produits par la même
cause : c'est ce que l'on peut dé
montrer tant en santé qu'en maladie d'une manière incontesta-
ble, en prouvant une contraction
variable dans les fibres sensibles.

1°. Lorsqu'il arrive une paralysie dans un muscle antago-
niste à un autre qui n'est pas paralytique, celui qui ne l'est pas

entraîne le paralytique, comme nous le voyons dans les muscles buccinateurs à la suite d'une *hémiplégie*. Cependant l'action élastique n'est pas changée dans cette partie, puisque toutes les causes, qui la produisoient, subsistent; ce qui manque à la partie malade n'est autre chose qu'une contraction, qui subsiste dans la partie saine, & lui donne la force de tirer à elle la partie malade qui ne résiste plus, par le défaut d'action tonique.

2°. Dans le sommeil naturel, l'action du cœur & des artères est augmentée, les petits vaisseaux sont plus remplis de sang, les fibres sont cependant dans un relâchement général: quelle cause de contraction leur manque donc; c'est l'action tonique, ce qui est encore démontré dans ceux qui s'éveillent.

3°. Dans les passions que l'on peut diviser en deux espèces en général, c'est-à-dire, en passions vives & passions lentes, l'éxistence de l'action tonique se manifeste : dans la colère, par éxemple, on se sent plus vigoureux, capable de plus grands efforts, l'action du cerveau augmentée agit sur les parties, on rougit, on pâlit, quelquefois même on balbutie. Dans la crainte au contraire, les forces s'anéantissent, le froid survient, & quoiqu'il augmente l'élasticité en quelque chose, l'action tonique est si fort diminuée, que tout le corps se sent d'une foiblesse extraordinaire, & est incapable d'action.

4°. Toutes les foiblesses contre

tre

tre nature, qui ne viennent pas du défaut d'action du cœur, telles que celles qu'on obſerve dans les friſſons, dans les gens fatigués, ou trop oiſifs ou trop adonnés au ſommeil, ſuppoſent toutes le défaut d'action tonique, & il eſt impoſſible de les expliquer ſans y avoir recours.

5°. La douleur n'eſt point univerſellement proportionnée à la cauſe qui la produit; c'eſt une choſe trop évidente pour pouvoir la révoquer en doute: quelle différence, paréxemple, des effets de la piquûre d'un tendon, aux effets de la piquûre d'une partie muſculaire ? Combien les douleurs que produit l'inflammation d'une membrane ſont-elles plus vives, que celles qu'occaſionne l'inflammation d'un viſ-

I

cère. Mais ce seroit nous écarter
de notre objet que d'entrer dans
un trop grand détail : ce que nous
avons dit suffit pour démontrer
qu'il éxiste une action distinguée
de l'action musculaire & de l'action élastique. Car 1°. l'action
musculaire ne s'éxerce que sur
les parties charnues , tandis que
l'action tonique s'étend sur toutes
les parties sensibles : 2°. l'action
élastique , comme nous l'expo-
serons dans le chapitre suivant ,
éxiste indépendamment de la vie,
ne vient que de la tension , tandis
que l'action tonique est en raison de la tension & de la sensibilité ; & n'éxiste que pendant la
vie de l'animal.

Quant à la cause de cette action elle est démontrée dépen-
dre des nerfs , tant par ce que

on obferve dans les paralyſies,
que par ce qui arrive lorſqu'on lie
un nerf. Cette cauſe eſt prouvée
inconteſtablement par tout ce
que nous avons dit ; & pour peu
qu'on veuille faire réfléxion à ce
qui ſe paſſe dans notre machine
tant en ſanté qu'en maladie, il
ne ſera pas poſſible d'en douter.
On ne peut trop faire attention
à cette action dans la Médecine
pratique ; c'eſt de ſon augmentation ou de ſa diminution que
l'on tire ſouvent beaucoup de
conſéquences tant pour le dia-
gnoſtic que pour le prognoſtic
des maladies : c'eſt celle qui rend
les maladies inflammatoires plus
ou moins dangereuſes.

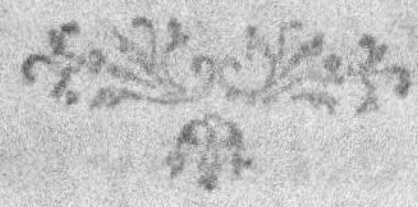

Chapitre VII.

De l'action élastique.

L'action élastique est la tendance d'un corps à se restituer à son premier état, lorsque la cause, qui l'en avoit éloigné, vient à cesser.

Pour qu'un corps soit parfaitement élastique, il faut que son ressort soit égal à la compression ou à la dilatation qu'il a soufferte : mais on ne connoît point de corps dans la nature qui soit élastique à ce dégré ; le verre lui-même qui de tous les corps connus est le plus élastique, ne l'est pas à ce point-là.

L'élasticité existe dans tous les corps connus, car de même

u'il n'eſt point de corps parfaitement élaſtique, il n'en eſt
point non plus qui ſoit parfaitement dur, ni parfaitement mol :
toute la différence qui ſe rencontre ne vient que du plus ou
du moins d'élaſticité.

Il faut encore diſtinguer dans
l'action élaſtique la puiſſance de
l'acte même, c'eſt-à-dire, qu'un
corps peut être élaſtique, quoique ſon élaſticité ne ſoit point
en action.

Cette action eſt abſolument
indépendante du fluide nerveux ;
elle éxiſte dans le cadavre comme dans l'animal vivant, avec
cette différence cependant, que
dans l'animal vivant elle eſt plus
conſidérable, par rapport à la
tenſion des parties, que l'action
tonique augmente. Auſſi plus le

ton d'une partie est augmenté
plus aussi son élasticité est grande
comme il est prouvé par mill
expériences.

De tout ce que nous venon
de dire il suit naturellement
qu'à raison des âges, des temps
des parties, l'élasticité est plus ou
moins grande, qu'elle dépend
uniquement de la tension, & de
l'adhérence des parties intégrantes d'un tout quelconque.

CHAPITRE VIII.

Des tempéramens.

QUOIQU'A parler exacte-
ment il n'y ait pas moins de
différence dans les tempéramens, qu'il s'en trouve dans les

viſages , & quoiqu'on puiſſe
dire avec vérité qu'il y ait autant
de tempéramens que d'invidus ;
cependant il eſt à propos de ne
pas paſſer cet article ſous ſilence ;
nous tâcherons d'abréger beaucoup , & de donner en peu de
mots le précis des ſentimens des
Auteurs à ce ſujet.

On entend communément par
tempérament , * une diſpoſition ,
ou pour mieux dire , une aptitude de la part des ſolides &
des fluides pour toutes les fonctions de notre corps , par laquelle elles ſe font plus ou moins
aiſément , plus ou moins prom-

* *Temperamentum nihil aliud eſt quàm partium & ſolidarum & fluidarum habitudo , ad
circulum ſanguinis & motus microcoſmicos ,
functionéſque tam naturales , quàm vitales &
animales perficiendas.* Fred. Hoffman. tom. I,
cap. xij, p. 131.

Iiv

ptement, plus ou moins éxactement.

Sans nous arrêter aux diſtinctions qu'ont faites les Anciens de
neuf eſpèces de tempéramens,
il nous ſuffit de dire ici que l'on
doit ranger dabord les tempéramens ſous deux claſſes, en tempérament général ou total, c'eſt-
à-dire, qui conſtitue tout le corps
de telle ou telle façon, & en tempérament particulier, qui eſt propre à chacune des parties de
notre corps : on doit d'autant
plus s'attacher à cette diviſion
qu'elle influe beaucoup ſur la conduite qu'un Médecin doit tenir
dans le traitement des maladies,
& que le peu d'attention que
l'on y apporte quelquefois, eſt
preſque toujours funeſte au malade.

On peut réduire à quatre efpèces en général les différens
tempéramens ; leur combinaifon
à la verité varie à l'infini, mais
peut toujours fe rapporter à un
des quatre dont nous allons parler.

Le premier eft appellé *fan-
guin* par les Modernes, chaud
& humide par les Anciens.
Dans ce tempérament les fibres
ne font ni trop tendues, ni trop
relâchées ; les vaiffeaux font
abondans, mais leur capacité
eft médiocre ; le mouvement
du fang & des humeurs eft modéré ; toutes les liqueurs du corps
ne font ni trop âcres, ni trop
douces ; enfin dans ce tempérament tout paroît tenir un jufte
milieu, auffi l'a-t-on regardé
comme le meilleur. Ceux qui

jouïssent d'une telle constitution
ont ordinairement des couleurs,
un certain embonpoint, leur sommeil est tranquille, leurs songes
sont agréables ; leur esprit est
quelquefois un peu lourd, mais
leur caractère est doux, sociable,
ils aiment les plaisirs, pourvu
qu'ils ne soient pas trop difficiles, ils chérissent la tranquillité,
quelquefois même l'osiveté ; ils
évitent les querelles & les chagrins, souffrent plus que d'autres
dans les affaires périlleuses. Pour
se conserver, il faut qu'ils évitent l'oisiveté, qu'ils soient so-
bres, qu'ils respirent un air pur
& tempéré, qu'ils fassent un peu
d'éxercice, enfin qu'ils suivent
la disposition de leur tempérament, qu'ils usent de tout modérément.

Le second est nommé *bilieux*
par les Modernes ; chaud & sec
par les Anciens. Dans ce tempérament les fibres sont fermes,
tendues, le poulx vif, dur &
fréquent, le cœur plus petit, les
vaisseaux ont moins de capacité,*
la respiration est forte & fréquen-
te ; le sang & les humeurs sont
âcres, quoique très-fluides par
rapport à l'action redoublée des
solides, les sécrétions & les ex-
crétions se font bien. On reconnoît les gens bilieux à la couleur
de leur visage, qui tire un peu
sur le jaune: ils meurent jeunes
ordinairement, à moins qu'ils
n'évitent tout ce qui peut augmenter l'irritation de leurs fibres,

* *Neuter*, dit cependant, p. 267, *Vasa
capaciora & ampliora quam in sanguineis, &
pori minores.*

I vj

& qu'ils n'ufent de tout ce qui
peut en diminuer l'action. Si leur
vie eft moins longue, ils en font
en quelque forte dédommagés,
par la fagacité de leur efprit,
par une aptitude à tous les tra-
vaux, par une imagination vive,
qui les porte à tout entreprende,
& à tout ofer. Leur activité eft
peinte dans leurs yeux ; mais ces
avantages font compenfés par
d'autres défauts ; rarement un
homme de ce tempérament eft-
il un bon ami, car les bilieux
font pour l'ordinaire emportés,
colères, ils aiment à dominer,
ils méprifent aifément, & ne
pardonnent prefque jamais une
injure, leur efprit eft inconftant
& léger, ils parlent beaucoup,
& font affez ardens auprès des
femmes.

Le troisième est connu par
les Modernes sous le nom de
mélancholique ; par les Anciens
sous celui de froid & sec. C'est
dans ce tempérament que les
vaisseaux de tout genre ont le
moins de capacité ; les fibres sont
fermes, épaisses, le sang & les
humeurs circulent avec lenteur,
& ont un dégré d'épaississement,
qui rend les obstructions fréquentes dans ce tempérament ;
le pouls est fort & lent, l'appétit
modéré, la couleur du corps
tire un peu sur le noir, elle est
livide, la chaleur est médiocre.
Les mélancholiques dorment
peu, ils sont rêveurs, tristes,
chagrins, ils ont la mémoire
heureuse, leur esprit est propre
pour les sciences, sur-tout celles
qui éxigent le plus de conten-

tion; ils sont ordinairement ava-
res ou prodigues, car rarement
sçavent-ils garder un juste milieu;
lorsqu'ils sont gais ils le sont
avec excès, il en est de même
de toutes les passions qui sont
toujours portées à l'extrême chez
les mélancholiques, qui aiment
ou haïssent avec fureur, & dont
le commerce est toujours désagréable dans la société par rapport à leur tristesse, & à l'inéga-
lité de leur humeur; lorsqu'ils
ont une fois pris leur parti, rien
n'est capable de les faire changer de sentiment. Une joie, &
un éxercice modéré, des relâ-
chans tels que les bains conviennent très-fort pour corriger les
défauts de ce tempérament.

Le quatrième enfin est appellé
phlegmatique par les Modernes,

froid & humide par les Anciens. Dans ce tempérament les fibres abbreuvées d'une surabondance de sérosité sont lâches, & n'ont presque aucun ressort, aussi le pouls est-il petit & lent, la peau blanche & flasque, quoiqu'il ne laisse pas de s'amasser souvent de la graisse, mais dont la consistence est molle. Cette langueur universelle éxige, pour être corrigée, que les phlegmatiques usent d'alimens toniques, & fortifient leurs fibres par l'éxercice, & les frictions sèches, qui en déterminant une plus grande quantité d'esprits à se porter à la peau, en augmentent le ressort, & facilitent la transpiration. Sans cela on voit les gens de ce tempérament avoir l'esprit aussi foible que le corps, ils sont paresfeux, puſillanimes, incapables d'éxécuter aucun projet, encore moins d'en imaginer ; ils aiment l'oiſiveté, & le ſommeil ; toutes leurs fonctions ſe font imparfaitement, ſur-tout la digeſtion, c'eſt pourquoi ils vomiſſent ſouvent de la pituite.

Telles ſont les quatre eſpèces de tempéramens, auxquelles ſe peuvent réduire tous les autres ; nous n'avons fait qu'ébaucher le rapport que les fonctions de l'ame peuvent avoir avec cette diſpoſition organique de notre machine ; on trouvera dans *Nenter* & *Stahl* les raiſons qui établiſſent cette liaiſon du corps & de l'eſprit : le *Méchaniſme des Paſſions*, par M. *Lallemant*, D. M. P. ne contribuera pas peu auſſi à éclaircir cette matière.

Toutes ces différentes confti-
tutions changent à raifon du fèxe,
de l'âge, du genre de vie, du
pays, & des faifons. Dans les femmes, par éxemple, l'efprit eft
plus vif, mais moins folide à
raifon de la ftructure des parties; *
fuivant les âges les paffions font
différentes, comme l'a fi bien
exprimé *Rouffeau* dans l'expofé
qu'il a fait des mifères de l'homme, dans la piéce qui commence
par *Que l'homme eft bien durant
fa vie un parfait miroir de douleur*, &c. Les alimens, l'éxercice changent fuivant nos paffions.
Perfonne n'ignore le caractère
propre à chaque Nation, & combien telle ou telle expofition influe fur notre corps & notre ef-

* On peut lire à ce fujet différentes Thèfes
de la Faculté de Médecine de Paris.

prit. Les faifons produifent le
même effet, au printemps, par
éxemple, lorfque la nature femble reprendre une nouvelle vie,
notre imagination eft plus vive;
les grandes chaleurs nous abbat-
tent le corps & l'efprit.

De tout ce qui vient d'être
dit, on peut fe former une idée
de ce qu'on appelle tempérament, dont la connoiffance eft
très-importante dans la théorie,
& la pratique de la Médecine :
car il eft impoffible de faire aucun progrès dans l'un & dans
l'autre, fi l'on perd de vûe qu'à
raifon de telle ou telle difpofition organique l'action d'une partie ou de toute notre machine,
peut être plus ou moins altérée.

Tels font les prolégomènes
que j'ai cru devoir faire précéder

l'explication des fonctions de
notre corps. Ils sont suffisans,
je crois, pour mettre en état
d'entendre ce qui nous reste à
dire, si on a bien voulu les lire
avec attention.

Fin de la première Partie.

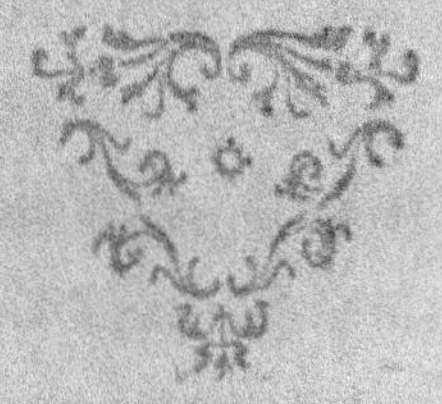

✿✿✿✿✿✿✿✿✿✿✿✿✿✿✿✿✿✿✿✿

SECONDE PARTIE.

INTRODUCTION.

APRE's avoir expliqué tout
ce qui entre dans la com-
poſition de notre corps, il faut
expoſer quel eſt l'uſage de ces
différentes parties tant ſolides que
fluides. Comme il eſt difficile
de ſe former une idée bien éxacte
de leur façon d'agir, ſi l'on n'a
aucune teinture d'anatomie; nous
tâcherons d'y ſuppléer, quoiqu'imparfaitement, ſans doute,
pour pouvoir faire entendre le
méchaniſme de ce qu'on appelle
fonctions.

Les Anciens attribuoient à

l'ame beaucoup plus de pouvoir
qu'elle n'en a effectivement: elle
eſt quelquefois la cauſe occa-
ſionnelle, mais jamais la cauſe efficiente de nos fonctions, qui ne
dépendent abſolument que de la
ſtructure des organes, qui ſont
diſpoſés de telle ou telle façon
pour produire tel ou tel effet.
Les nouvelles expériences qui
ſe confirment tous les jours par
de nouvelles preuves, ont démontré clairement le peu de part
que l'ame a dans nos différentes
fonctions.

On les a diſtinguées en naturelles, vitales & animales. Celles
de la première claſſe renferment
tout ce qui ſert à la nourriture,
à l'accroiſſement & à la propagation, telles que la digeſtion,
la ſanguification, la nutrition &

la génération. Celles de la seconde classe sont si essentielles
à la vie, que lorsqu'elles viennent à s'arrêter ou à être considérablement dérangées, la vie
cesse, ou est dans un grand dan-
ger; telles sont la respiration, la
circulation du sang & les sécrétions: il est vrai que l'altération
qui se fait appercevoir dans les
sécrétions n'est pas quelquefois
si importante, cela dépend de
la nature de l'humeur séparée,
qui est plus ou moins essentielle
à la vie. Celles de la troisième
classe comprennent toutes les
fonctions, qui paroissent dépen-
dre en partie de la volonté, c'est-
à-dire, tout ce qui a rapport au
sentiment & au mouvement. On
rapporte ordinairement à cette
classe les sens internes & exter-

nes, & l'action musculaire toni
que & élastique.

Telles sont les distinction
qu'ont admises les Auteurs, quoi
que quelques-uns ayent réuni le
fonctions vitales aux naturelles
& conséquemment n'ayent admi
que deux classes. Nous avons
cru devoir suivre un ordre diffé
rent, nous avons imaginé que
ce que nous avions dit dans la
première Partie étoit suffisan
pour être en état d'entendre tou
ce qui regarde les fonctions. Le
plan que nous avons admis, nous
a semblé le plus naturel, c'est
aux Lecteurs à en décider.

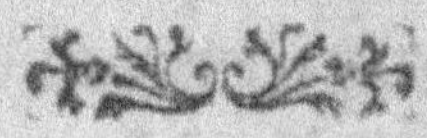

CHAPITRE

CHAPITRE PREMIER.

De la Digestion.

La chaleur & le mouvement occasionnent une déperdition continuelle de notre substance; nous l'avons vû en parlant des différentes humeurs de notre corps, & de ses mouvemens. C'est pourquoi nous péririons bientôt, si nous ne réparions ces pertes; c'est à quoi sont destinés les alimens soit fluides soit solides que nous prenons : mais ils ont besoin de beaucoup de préparations avant d'être en état de nous nourrir, & de s'assimiler à notre propre substance; il faut qu'ils soient broyés dans la bouche, pénétrés de différens

K

sucs, qu'ils se mêlent dans l'estomach & les intestins avec plusieurs espèces de liqueurs, &
enfin qu'ils souffrent une séparation de leurs parties les plus
tenues, d'avec celles qui sont
trop grossières pour passer par
les vaisseaux lactés. Tels sont les
moyens dont la nature s'est servi
pour former cette liqueur blanche, connue sous le nom de
chyle ; on doit donc entendre
par digestion cette préparation
des alimens qui les change en
chyle.

Mais en vain la nature auroit-
elle destiné les alimens, à réparer ce que la chaleur & le mouvement nous font perdre continuellement, si elle ne nous avoit
averti par un sentiment intérieur
de la nécessité d'en prendre. C'est

ainsi qu'elle a sçû attacher à tous
nos besoins un secret plaisir, lorsque nous les satisfaisons, & une
peine, ou une sensation dou-
loureuse, lorsque nous en sommes privés. Le motif qui nous
détermine à prendre de la nourriture solide est la faim, que l'on
doit définir un sentiment doulou-
reux qui se fait ressentir dans l'estomach, soit qu'il vienne de l'irritation, que produisent sur les
fibres nerveuses de ce viscère
les sels des sucs digestifs trop
exaltés, soit qu'il ait pour cause le
frottement trop immédiat * de
quelques-uns des parois de l'esto-

* Cette cause de la faim doit être rejettée,
quoiqu'admise par la plus grande partie des
Auteurs, puisque, comme nous le verrons
plus bas, l'estomach dans sa plus grande contraction, ne diminue jamais que du tiers de
son volume.

K ij

mach l'un contre l'autre, foit
enfin que l'appétit foit excité par
l'afpect d'un aliment agréable,
ce qui vient de la communication des nerfs. Ces trois caufes
ou féparées ou réunies produifent le fentiment appellé *faim*;
elle eft plus ou moins vive, à
raifon de l'intenfité de la caufe.
La foif eft pareillement le fentiment qui nous avertit du befoin que nous avons de boire,
elle eft produite ou par la vifcofité, ou par l'âcreté des humeurs qui fe rencontrent dans
la bouche, le gofier & l'eftomach, elle y excite une chaleur
& une irritation plus ou moins
grande à raifon de fa violence.
Sitôt que nous avons pris des
alimens foit folides foit fluides
cette impreffion défagreable cef-

se, plus promptement à la vérité par les nourritures fluides que par les solides, comme l'a remarqué *Hippocrate*, Aphor. xi, sect. ii. *Facilius est repleri potu, quàm cibo.*

Les alimens, c'est-à-dire, tous les corps qui servent à notre nourriture, se tirent du regne animal & végétal : le regne minéral ne fournit tout au plus que pour l'affaisonnement ; parce qu'il ne contient rien de mucilagineux, & qu'il n'y a que ce mucide qui puisse nous nourrir; les alimens sont donc plus ou moins nourrissans, à raison de la quantité qu'ils en contiennent : c'est pourquoi tous les alimens farineux, & tous ceux qui sont tirés des jeunes animaux nourrissent mieux & fournissent moins d'excrémens. Cette proposition souffre cependant quelques ex-ceptions ; car il ne suffit pas qu'un corps contienne beaucoup de mucide pour être nourriſſant, il faut encore que ce mucide ſoit développé & atténué juſqu'à un certain point. C'eſt à l'*hygiène* a éxaminer d'après ce principe quels ſont les alimens les plus convenables à raiſon des diffé-rens âges.

Pour ne point nous écarter de notre objet, pour bien en-tendre comment ſe fait la digeſ-tion, & ce que c'eſt, il faut ſui-vre les alimens dans tout le tra-jet qu'ils parcourent, & éxami-ner les différentes préparations qu'ils ſubiſſent.

La bouche eſt la première cavité où ils ſont reçus : elle eſt

formée par les deux machoires,
dont une supérieure est immo-
bile, l'autre inférieure est mobile
en trois manières, c'est-à-dire,
elle s'élève, elle s'abbaisse, &
se meut un peu sur les côtés.
Chacune des machoires est garnie d'une rangée de dents, qui
sont au nombre de vingt-huit,
de trente ou de trente-deux. Ces
os les plus durs de notre corps,
sont de quatre espèces ; les unes
sont *incisives*, & en devant, elles
servent à couper les alimens ; sur
les côtés sont les dents *canines*
qui sont destinées à les déchirer,
& vers le fond les *molaires*, que
l'on distingue en petites & grandes, servent à les broyer. La différente situation des dents répond
à leurs différens usages ; c'est pour
cela que les dents molaires sont

plus près du point fixe de la machoire, tandis que les incisives en sont les plus éloignées.

La machoire inférieure par ses mouvemens différens présente successivement les alimens aux différentes espèces de dents ; elle est aidée dans cette action principalement par les muscles des levres, des joues, & la facilité merveilleuse qu'a la langue de se mouvoir en tout sens. Tous ces mouvemens occasionnent une sécrétion abondante d'une humeur appellée *salive*, dont l'excrétion est encore augmentée par les sels que contiennent les alimens : toutes ces causes concourent ensemble pour augmenter la sécrétion de la salive, qui dans toutes les glandes est la même, & ne diffère * que par son dégré d'épaississement plus ou moins grand.

Ce suc pénètre les alimens & découle en plus grande abondance dans le temps de la mastication : plus elle dure, plus il se sépare de salive ; car alors il se fait un plus grand abord du fluide nerveux, & le ton des glandes est augmenté. Par-là on conçoit aisément, combien il est avantageux de macher beaucoup, & quelle est l'imprudence de ceux qui avalant avec avidité, se remplissent l'estomach d'alimens peu pénétrés de salive. La digestion chez ces personnes-là est toujours imparfaite ; ils deviennent eux-mêmes les victimes malheureuses

* On peut voir ce que nous en avons dit, p. 56.

de leur précipitation , & se préparent des maux souvent sans
remède.

Les alimens ayant été ainsi
imbibés de salive se rassemblent
en une masse ronde pour venir
dans l'estomach en passant par
l'ésophage : cette action s'appelle *déglutition* : il faut , pour qu'elle
se fasse , que la langue ramasse
les alimens contenus dans la
bouche , à quoi ne contribue pas
peu sa mobilité , qu'elle en forme une espèce de bol , & qu'elle
les mette sur son dos ; alors en
s'appliquant éxactement au palais
depuis son extrémité jusqu'à sa
base , elle pousse jusqu'au commencement du *pharynx* les alimens, qui y parviennent en passant par-dessus l'*épiglotte* : le mouvement antérieur & supérieur du

larynx fait ouvrir le *pharynx*, qui
est fermé ordinairement lorsqu'il
ne se fait point de déglutition :
mais comme d'une part il est
attaché au *larynx*, & de l'autre
aux vertèbres d'une façon fixe,
il n'est pas possible, que le *larynx*
soit mû en devant & en haut
sans dilater le *pharynx*. Ce mouvement du *larynx* est produit
sur-tout par son muscle vaginal.
Les alimens sont pour lors obli-
gés d'enfiler cette route, car la
cavité des narines se trouve fermée par le voile du palais, aussi-
bien que les trompes d'*Eustache*,
& la trachée-artère par l'abbaissement de l'épiglotte. Les alimens parviennent ainsi jusqu'à
l'estomach en passant par l'ésophage, d'où ils ne peuvent sortir
tant par la contraction qui arri-

K vj

ve dans cet inſtant au *pharynx*, que par l'action des fibres muſculaires de l'éſophage , dont la ſurface intérieure eſt continuellement humectée par une humeur parfaitement analogue à la ſalive, qui eſt fournie par des glandes que l'on y rencontre en grand nombre. Telles ſont les cauſes qui déterminent les alimens à paſſer dans l'eſtomach , auxquelles on peut ajouter la ſalive qui coule toujours en abondance : quant au poids des alimens il n'y entre preſque pour rien, puiſqu'on voit tous les jours des faiſeurs de tours manger & avaler la tête renverſée : la reſpiration loin d'y contribuer ne pourroit qu'empêcher la déglutition, comme chacun peut aiſément s'en aſſurer par ſoi-même.

L'eſtomach ou ventricule eſt un viſcère ou un muſcle creux, qui ne reſſemble pas mal à une cornemuſe; il a deux orifices, un gauche ou antérieur, qui tient à l'éſophage, dont il eſt la continuation, on le nomme *cardiac*; un droit ou poſtérieur, d'où partent les inteſtins, on l'appelle *pylore*. Il eſt compoſé de cinq membranes, la première eſt membraneuſe; la ſeconde cellulaire; la troiſième eſt formée de pluſieurs plans de fibres muſculaires diſpoſées en différens ſens; la quatrième eſt nerveuſe, la cinquième & la plus intérieure eſt veloutée; entre ces deux dernières ſont ſituées les glandes deſtinées à filtrer le ſuc gaſtrique. * C'eſt dans ce viſcère que

* Voyez, p. 58.

se préparent principalement les alimens ; mais il est difficile d'établir la manière dont se fait cette préparation ; cette question a divisé les plus habiles Médecins anciens & modernes, ils ont embrassé différens systêmes. Voyons si l'éxamen que nous ferons de leurs sentimens ne nous conduira point au véritable.

Les uns ont cru avec *Erasistrate* que les alimens se broyoient dans l'estomach : d'autres avec *Praxagore*, qu'ils s'y pourrissoient : plusieurs avec *Hippocrate*, qu'ils s'y cuisoient par la chaleur : quelques-uns enfin avec *Asclépiade*, qu'ils passoient dans notre corps sans se décomposer. Le premier sentiment a été renouvellé par les Modernes; nous en parlerons

en expofant leurs opinions fur
la digeftion. Le fecond fentiment ne peut pas être admis,
puifqu'il eft conftant que la putréfaction produit des fels alkalis
volatils , & qu'il eft conftant
qu'il ne s'en rencontre point dans
le corps humain en état de fanté.
Le troifième fentimenr n'explique rien , il admet à la vérité
une certaine chaleur que l'on
fçait être néceffaire pour la digeftion ; mais il n'explique point
comment cette chaleur produit
la coction. Le quatrième fentiment eft abfolument faux ; à la
vérité nos corps peuvent être
altérés , & le font effectivement
par les alimens que nous prenons , mais les principes , que
l'on retire dans les différentes
parties de notre corps , font ab-

folument les mêmes, ce qui ne
feroit pas poffible dans ce fentiment , puifque les principes
des alimens que nous prenons
diffèrent effentiellement entr'-
eux.

Les Médecins modernes n'ont
pas été plus d'accord entr'eux ;
leurs fentimens fe peuvent réduire à trois : les premiers attribuent
tout aux folides , & penfent que
la digeftion fe fait par la trituration ; les feconds imaginent
que les fluides font les feuls
acteurs , & croyent que la digeftion fe fait par la fermentation : les troifièmes admettent
le concours des folides & des
fluides. On pourroit peut-être
ajoûter quelques fentimens à ces
trois opinions , mais ils font peu
connus, & ce ne font fouvent

que quelques variétés peu importantes dans les trois fentimens que nous allons expofer.

Les premiers tournans en ridicule les levains qu'admettent les feconds, imaginent que tous les fucs dont font imbibés les alimens, ne fervent qu'à les rendre plus propres à être broyés; ils fe fondent principalement fur ce que le ventricule eft un mufcle creux, qui conféquemment peut par fes différens mouvemens preffer affez les alimens pour les broyer; ils lui attribuent une force incroyable, ce qu'ils tâchent de prouver par la proporion qu'ils fuppofent éxifter entre le poids du ventricule & celui d'un mufcle dont la force eft connue : mais il eft aifé de détruire ces deux premières preu-

ves : quant à la première l'estomach est d'un tissu trop mou pour
pouvoir broyer les cartilages &
les os, qui cependant sont digérés par certaines personnes, ou
tout aumoins dont le suc nourricier est exprimé ; d'ailleurs il est
certain que l'estomach ne diminue jamais que du tiers de son
volume dans sa plus grande contraction , & conséquemment que
ses parois ne peuvent pas se toucher : quant à la seconde preuve
elle n'est point fondée ; car quelqu'un ignore-t-il que le poids
de l'estomach varie suivant la
quantité de graisse & de fluide
qui entre dans sa composition ;
& que la force des muscles dépend moins de leur volume que
de leurs attaches , & de la direction de leurs fibres : ils ajou-

tent encore que l'action de l'estomach eft aidée par celle des
mufcles du bas ventre & du diaphragme, auffi bien que par le
battement des artères voifines:
mais le concours des mufcles du
bas ventre & du diaphragme ne
peut contribuer à cette trituration prétendue; car les mufcles
du bas ventre ne peuvent preffer
que très-peu l'eftomach, encore
faut-il qu'il foit plein; & quant
à la preffion faite par le diaphragme, l'eftomach cède trop
promptement, pour que cela
puiffe produire aucun effet. Ils
veulent enfin confirmer leur fentiment par ce qu'on obferve dans
les oifeaux, qui avalent des pierres, & broient fouvent dans leur
eftomach, appellé *géfier* ou *gifier,*
des grains qu'ils ont avalés fans

les caſſer : mais qui eſt ce qui ne
voit pas que l'on ne peut tirer
aucune conſéquence de cet
éxemple, puiſque la ſtructure eſt
abſolument différente ? L'expérience ſuivante détruit entièrement tout ce ſyſtême, & lui
ôte toutes les reſſources, qui
pourroient lui fournir ſes ſectateurs. Si l'on fait avaler à un
gros chien, par éxemple, un
globe de verre plein d'alimens
faciles à digérer, à la verité, &
que ce globe ſoit percé d'une
infinité de petits trous, au bout
d'un certain temps ces alimens
ſe trouvent digérés ; cependant
il n'y a point eu certainement
de trituration, qui d'ailleurs ne
pourroit, en l'admettant, que
diviſer les parties intégrantes des
alimens, & jamais changer leur

nature, ce qui arrive cependant dans la digestion.

Les seconds convaincus de la fauſſeté des expériences par leſquelles les ſectateurs de la trituration prétendent prouver leur ſentiment, ont donné dans un excès oppoſé; ils croyent que tout doit être attribué aux fluides, que ce ſont eux ſeuls, qui ſont la cauſe de la digestion: mais leur ſentiment ſouffre bien des difficultés. Car ſi l'on admet avec quelques-uns une véritable fermentation, il faut ſuppoſer qu'il éxiſte dans l'eſtomach des ſels acides & alkalis, qui par leur union & leur combinaiſon différente produiſent un eſprit acide, ou ardent, ou alkali volatil, ſuite néceſſaire de la fermentation acide, ou ſpiritueuſe,

ou putride ; ce qui eſt démenti
par l'expérience journalière; d'ailleurs il faut une ſorte de repos
dans les vaiſſeaux où ſe fait la
fermentation , & l'eſtomach eſt
toujours en mouvement ; enfin
il eſt impoſſible d'expliquer dans
cette opinion tout ce qui concerne la digeſtion tant en ſanté qu'en
maladie. Si avec d'autres partiſans du pouvoir des fluides , on
imagine , qu'il ne ſe fait qu'une
ſimple diſſolution des alimens ,
comme ſembleroient le prouver
leur poroſité , s'il eſt permis de
parler ainſi , la preſſion de l'air
environnant , qui doit toujours
être en équilibre avec l'air que
contient l'eſtomach , les ſucs renfermés dans le ventricule , la
douce chaleur qu'on y obſerve ,
qui en occaſionnant la dilatation

e l'air intérieur, facilite aux
ucs l'entrée par les pores des
limens ; comment pourra-t-on
xpliquer , pourquoi tant d'ali-
ens différens fourniffent un
uc toujours à peu près d'une
ême nature , qui n'a pas un
apport auffi grand avec les ali-
ens , qu'il devroit être , fi la
igeftion ne fe faifoit que par
ne fimple diffolution ? Car la
hymie nous apprend que les
iffolvans n'altèrent point la na-
ure de ce qu'ils diffolvent ; &
u'on l'y reconnoît aifément , fi
on y ajoûte une matière , qui
it plus de rapport avec ce men-
rue , que celle qu'il tient en
iffolution. Outre cela quelle
roit donc la nature de ce dif-
olvant capable de diffoudre tous
es alimens , fans attaquer l'efto-

mach , tandis que l'acide vitrio-
lique le plus fort , & peut-être
l'unique , trouve des corps qui
résistent à son action , & que
nous digérons tous les jours des
alimens , parfaitement analogues
à la substance de notre estomach ,
& souvent plus durs ?

Toutes ces raisons prouvent
que le sentiment de ceux , qui
attribuent tout aux fluides , est
aussi défectueux , que celui des
partisans des solides. Le défaut
de l'un & l'autre système vient
particulièrement de ce que chacun a voulu tout faire venir à
son opinion , & conséquemment
est tombé dans l'erreur de tous
les Enthousiastes en toutes sortes
de sciences , qui en retardent le
progrès par un zèle mal entendu.

Pour établir donc quelque
chose

chose de plus certain sur la manière dont se fait la digestion,
il faut admettre le concours des
solides & des fluides.

Les alimens broyés dans la
bouche, pénétrés de salive, des-
cendent dans l'estomach ; là ils
sont de nouveau pénétrés par le
suc gastrique, dont la sécrétion
est plus abondante, par rapport à
l'irritation légère que produisent
leurs sels : l'estomach par ses différens mouvemens les balotte,
les agite ; ce mouvement est aidé
par l'action des muscles du bas
ventre, & du diaphragme ; l'air
que renferment les alimens se
développe ; par sa raréfaction,
il divise les parties les plus grossières, des alimens ; c'est de-là que
vient l'espèce de gonflement que
on sent dans le temps de la

digeſtion, ſur-tout lorſqu'elle eſt
laborieuſe. Par ce mouvement
inteſtin les alimens ſont préſen-
tés ſuivant toutes leurs différentes
faces, ils ſont imbibés de ſuc
gaſtrique, & ſe convertiſſent plus
ou moins promptement en une
matière griſâtre connue ſous le
nom de *Chymus* : ſa couleur n'eſt
cependant pas toujours conſtan-
te, elle varie à raiſon des alimens,
& de la liaiſon plus ou moins
intime qu'ont contractée les alimens avec le ſuc gaſtrique. La
vérité de ce ſentiment eſt prouvée, parce qu'il quadre avec
tous les phénomènes qu'on obſerve dans la digeſtion ; on explique aiſément par-là pourquoi
un éxercice modéré aide la digeſtion, pourquoi elle eſt trou-
blée par un éxercice violent ;

pourquoi le ton de l'estomach diminué ou augmenté, la visco-sité, ou la trop grande fluidité des sucs digestifs, un excès dans le boire ou le manger, une pas-sion violente, est capable de déranger la digestion; pourquoi à raison de la température de l'air, de l'âge, du sexe, on di-gère plus ou moins aisément; on voit enfin d'après ce senti-ment tout ce qui peut altérer ou aider la digestion, & conséquem-ment l'attention qu'on doit avoir tant dans le choix des alimens, que dans le temps qu'on doit en faire usage. Chacun doit se gui-der à ce sujet d'après sa propre observation, & c'est là-dessus principalement, que chacun doit être son Médecin à lui-même.

Il ne faut pas imaginer que la

digestion e fasse toute entière dans l'estomach; elle s'y continue après avoir commencé dans la bouche, & ne se finit que dans les intestins, c'est-là que se forme le chyle, & que les alimens changent absolument de nature.

Lors donc qu'une partie des alimens a été suffisamment préparée par les moyens dont nous avons parlé, elle devient plus légère que les parties les plus grossières qui restent au fond, elle surnage, & excite dans les membranes de l'estomach un plus grand abord d'esprits animaux; leur ton étant augmenté, leurs fibres se contractent, & poussent les alimens vers le pylore, dont la résistance cede aisément à cette impulsion. Outre cela le dia-

phragme en fe contractant ferme
l'ouverture fupérieure, comprime l'eſtomach, empêche les alimens de revenir par l'éſophage;
ils ſont donc forcés d'aller dans
l'endroit où il ſe rencontre le
moins de réſiſtance, c'eſt-à-dire,
dans les inteſtins. Telle eſt la
cauſe qui détermine les alimens
à ſortir de l'eſtomach, ſucceſſi-
vement, lorſqu'ils ont été ſuffi-
ſamment préparés, car la partie
la plus craſſe demeure toujours,
peut-être même eſt-elle deſtinée
à fournir une eſpèce de levain
aux alimens, que l'on doit prendre par la ſuite. Il ne faut point
attribuer cette progreſſion du *chy-*
mus au mouvement périſtaltique
ou vermiculaire des inteſtins,
qui n'eſt point prouvé, * quoi-

* Voyez Anatomie d'*Heiſter*, p. 135, ſeconde édit. Par. 1735.　　　L iij

que plufieurs Auteurs célèbres
l'ayent fuppofé.

Une courte defcription du canal inteftinal eft néceffaire pour
être au fait de ce qui nous refte
à dire. Ce canal cinq à fix fois
auffi long que le corps, commence au pylore, & fe termine
à l'anus. On le divife en fix inteftins, dont trois font appellées *grêles*, fçavoir; le *duodenum*,
à caufe de fa longueur; le *jejunum*, parce qu'il eft toujours
vuide; & l'*ileum*, par rapport à
fa pofition; & trois gros, fçavoir;
le *cœcum*, à raifon de fa figure;
le *colum*, parce que c'eft dans
cet inteftin que les coliques font
plus fréquentes; & le *rectum*,
par rapport à fa direction, ce
qui n'eft cependant pas éxact.
Ils font tous compofés de cinq

membranes diſpoſées dans le même ordre que dans l'eſtomach,
avec cette différence cependant,
que les membranes des gros inteſtins ſont beaucoup plus épaiſſes que dans les inteſtins grêles.
Ils ſont attachés à une prolongation du péritoine, ſans doute
pour empêcher qu'ils ne ſe
nouent, attendu leur longueur &
le petit eſpace qu'ils occupent.
Leurs membranes forment par
leurs replis des valvules appellées *conniventes*, deſtinées à faciliter la deſcente du chyle;
c'eſt même de la quantité qui
s'en rencontrent dans le *jejunum*
qu'on doit expliquer pourquoi il
eſt preſque toujours vuide. L'inſpection de ces valvules ſuffit pour
démontrer leur uſage, & faire
voir qu'elles ne peuvent jamais

retarder la progreſſion du chyle, comme l'ont avancé pluſieurs Auteurs fameux. Ce qui arrive ici ſe remarque de même dans les artères, & les veines dont les valvules aident la progreſſion du ſang.

Dans ce canal, comme nous l'avons dit, les alimens ſont véritablement changés en chyle, là ſe finit la digeſtion, & ſe fait la ſéparation des parties les plus ténues & nutritives, d'avec celles qui ſont plus groſſières & excrémentitielles. C'eſt à cet uſage que ſont deſtinés les ſucs des inteſtins, du pancreas, & la bile ; ces humeurs ſont alors plus abondantes par rapport à l'irritation légère qu'éxcitent dans leurs organes ſécrétoires les alimens qui ſortent de l'eſtomach.

Lors donc que les alimens
ont formé le *chymus*, c'est-à-dire,
cette matière de couleur cendrée dont nous avons fait mention, ils passent dans les intestins
en forçant la résistance du pylore;
cette matière est de nouveau im-
bibée par le suc intestinal des
glandes miliaires, qui se rencontrent en plus grande quantité
dans le *duodenum*, dont les membranes sont plus fortes, que dans
les autres intestins grêles; parce
qu'il est destiné à servir comme
d'un second estomach, & que
c'est-là que se forme proprement
le chyle qui doit à la vérité sa
composition principalement, à
la bile, qui joue ici le grand
rôle : car par son mélange avec
la matière qui sort de l'estomach,
elle atténue, divise les matières

ténaces, & vifqueufes, elle unit
enfemble par fa vertu favoneufe
les parties qui ont le moins d'affinité, telles que les parties graf-
fes, fulphureufes & aqueufes,
elle eft le moyen d'union par
lequel toutes ces parties info-
ciables fe joignent enfemble.
Son action eft aidée par le fuc
pancréatique, & celui des inteftins, qui tempèrent fon acrimonie, car alors la bile de la véficule du fiel, que nous avons dit
être beaucoup plus âcre, coule
plus ou moins abondamment.

C'eft ainfi que fe forme cette
émulfion naturelle connue fous
le nom de *chyle*. Cette liqueur
eft blanche comme le lait, (quoique cependant quelquefois elle
varie à raifon des alimens, car,
par éxemple, dans le bœuf le

chyle tire un peu fur le verd,
& dans le loup fur le noir;)
elle eft infipide, compofée de
parties huileufes, fulphureufes
& aqueufes, auxquelles eft uni
un peu d'acide enveloppé dans
les parties huileufes, & qui ne
fe manifefte que lorfque par le
repos on laiffe le chyle fe décom-
pofer. L'analyfe chymique con-
firme ce que nous venons d'a-
vancer, peut-être à la vérité le
feu altère quelques principes,
dérange leurs combinaifons; mais
il n'en eft pas moins vrai que ces
principes exiftoient. Si l'on diftil-
le une certaine quantité de chyle,
on retire dabord une eau claire
& limpide, qui devient fur la
fin un peu acide, vient enfuite
une huile épaiffe, noire, empy-
reumatique; le réfidu eft un *caput*

L vj

mortuum, qui contient un peu d'alkali fixe. Si l'on ajoûte au chyle un acide quelconque, il se coagule, se sépare en deux substances, dont l'une est grumelée, l'autre ténue & limpide ; si en place on met un alkali, sa fluidité augmente, par rapport à la division de ses parties sulphureuses, dont l'éxistence est démontrée par-là, puisqu'elles seules s'atténuent par l'addition d'un alkali. Ce que nous avons avancé sur la composition du chyle est prouvé par ces expériences : mais il ne faut pas croire qu'il soit le produit seulement des alimens solides & fluides, il est formé en grande partie de salive, des sucs gastrique, intestinal, & pancréatique, & de bile, auxquels même quelques

Auteurs ajoûtent avec assez de vraisemblance le fluide nerveux.

Après toutes ces préparations le chyle est poussé vers l'orifice des vaisseaux lactés, qui sont fort ténus, blanchâtres, transparens, & qui rampent entre les duplicatures du méfentère, le long des veines méfaraïques. On en admet deux espèces : les premiers s'ouvrent dans tous les intestins grêles, excepté à la partie supérieure du *duodenum* ; leurs ouvertures sont très - petites ; ils se réuniffent plusieurs ensemble, puis se divisent & forment ainsi un réfeau, avant de parvenir à des glandes, qui sont très-nombreuses, & que l'on trouve dans le méfentère : c'est de ces glandes que partent les vaisseaux laétés du second genre, qui font, comme les premiers, garnis de valvules deftinées à empêcher le retour du chyle. Dans ces glandes le chyle reçoit une nouvelle préparation, il fe mêle à une lymphe qui y eft apportée par l'extrémité des artères, comme le prouve l'injection du mercure faite par les artères méfaraïques, qui communique aux glandes, & aux vaiffeaux lactés.

Ce qui détermine le chyle à entrer dans les vaiffeaux lactés, eft la dilatation de l'ouverture de ces vaiffeaux, qui eft produite par la contraction des fibres longitudinales & circulaires des inteftins : alors la partie la plus fluide des alimens eft obligée d'enfiler cette voie, parce que c'eft l'endroit où pour lors il y

a moins de réſiſtance, & qu'elle
eſt pompée, pour ainſi dire, par
ces vaiſſeaux qui ſont vuides.

Après avoir paſſé les vaiſſeaux
lactés du premier genre, les
glandes du méſentère, & les
vaiſſeaux lactés du ſecond genre,
le chyle parvient à un réſervoir
commun, appellé du nom de
Pecquet ſon Inventeur, ſitué près
du tronc de l'aorte, entre les
deux tendons du diaphragme,
ſur la première vertèbre des lom-
bes. Dans ce même réſervoir
ſe décharge toute la lymphe qui
eſt rapportée des parties inférieures. Par le mélange de cette
lymphe le chyle devient plus
fluide & plus propre à ſe mêler
avec le ſang ſans y occaſionner
de trouble. Alors il monte dans
le canal thorachique, qui ordi-

nairement est composé d'un seul
tuyau, quelquefois de plusieurs
qui viennent se réunir en un seul
tronc. Ce canal est situé à gauche sur les rameaux des artères
intercostales, il monte droit, &
se réfléchit seulement lorsqu'il
s'insinue dans la veine souclavière gauche entre la veine jugulaire interne & l'externe, après
avoir un peu rampé entre les
membranes de la souclavière.
On observe à cette union
deux valvules, qui ne permettent
l'entrée que d'une petite quantité de chyle à la fois, & qui
empêchent qu'il ne rétrograde.
Cette précaution de la nature
est d'autant plus sage qu'il seroit
survenu des accidens à notre machine, si le chyle s'étoit mêlé
brusquement avec le sang : c'est

peut-être-là même un des plus grands inconvéniens de la transfusion du sang.

Il paroît dabord surprenant que le chyle puisse avancer dans les vaisseaux lactés, dont le diamètre est extrêmement étroit, & dont le ton est très-foible ; & qu'il puisse ensuite remonter contre son propre poids dans le canal thorachique : mais plusieurs causes se réunissent pour vaincre ces obstacles : 1°. l'addition de la lymphe rend le chyle plus fluide ; 2°. la pression alternative des muscles du bas ventre, le battement des artères mésaraïques, & de l'aorte facilitent la progression ; 3°. le nouveau chyle qui presse postérieurement ; 4°. la quantité de valvules qui se rencontrent dans les vaisseaux lactés,

& sur-tout dans le canal thorachique, s'opposent au retour
5°. enfin le diaphragme contribue peut-être le plus à l'ascensio
du chyle, particulièrement dan
le temps de l'inspiration; car alor
le diamètre du canal thorachique est augmenté. Toutes ce
causes concourent à la progre
sion du chyle, qui ne se mêl
au sang que dans la souclavière
gauche; en vain a-t-on voul
imaginer, d'après ce qui s'obser
ve dans les volatiles, qu'il e
absorbé par les veines méfarai
ques, cette opinion est détruit
par l'expérience suivante. Si l'o
comprime le canal thorachique
d'un chien, peu de temps aprè
qu'il a mangé, les vaisseaux lacté
se gonflent jusqu'à crever, & il
ne passe point du tout de chyle

dans la maſſe du ſang.

Après avoir expliqué d'une façon probable la formation du chyle, qui dépend de l'action des ſolides & des fluides, & dans laquelle il ſe fait, pour ainſi dire, une décompoſition & une récompoſition; après avoir démontré la fauſſeté des ſentimens de pluſieurs Auteurs à ce ſujet; revenons aux parties les plus groſſières des alimens, que nous avons laiſſées dans les inteſtins grêles, pour ne nous occuper que du trajet que parcourt le chyle avant de ſe mêler au ſang.

Lorſque la maſſe des alimens a été dépouillée du chyle qu'elle contenoit, elle parvient aux gros inteſtins par les mêmes moyens, qui l'ont fait paſſer de l'eſtomach dans les inteſtins grêles. A ce

point d'union des intestins grêles,
qui s'unissent presque à angle droit
avec les gros intestins, il y a
une valvule composée de fibres
spirales, qui ne laisse passer qu'une
petite quantité de matière à la
fois, & qui en empêche le retour. Pour dépouiller ces matières de ce qu'elles peuvent encore contenir de chyle, l'intestin
colum est ample, & il y a des
vaisseaux lactés à son commencement. De plus, ces matières sont
obligées de remonter contre leur
propre poids, afin de laisser
échapper, tout ce qu'elles peuvent
retenir de chyle. Lorsqu'enfin elles sont privées de tout suc nourricier, elles parcourent les détours
du *colum* ; elles sont aidées, dans
cette progression, tant par les
valvules qui sont en grand nom-

re dans cet inteſtin, & qui ſont
roduites par trois ligamens muſ-
uleux, que par l'humeur qui
oule abondamment des glandes
enticulaires, pour empêcher que
es matières épaiſſes & viſqueu-
es n'adhéraſſent aux inteſtins,
u ne les bleſſaſſent par leur
ureté.

Les matières fécales parvien-
ent ainſi juſqu'à l'inteſtin *rectum*,
ui a cela de particulier, que,
quoiqu'il ait comme tous les gros
nteſtins, trois bandelettes ligamenteuſes, cependant elles laiſ-
ent à ſon origine des intervalles,
ui forment des eſpèces de
oges, dans leſquelles les ma-
ières ſe ramaſſent; & à ſon ex-
rémité inférieure ces trois ban-
lelettes ligamenteuſes, qui for-
nent les valvules, dont nous

avons parlé , embraſſent étroitement l'inteſtin de toutes parts :
au reſte , cet inteſtin eſt court,
n'eſt attaché à aucun os , & eſt
garni de graiſſe , ſans doute pour
diminuer ſa ſenſibilité. Mais les
matières auroient ſorti preſque
continuellement ſi ſon extrémité
inférieure n'avoit été embraſſée ,
& fermée par un muſcle large ,
épais , orbiculaire, appellé *ſphincter* , ſous lequel ſont cachées les
fibres des muſcles nommés les
releveurs de l'anus.

Lors donc que les matières
fécales contenues dans les loges
du rectum excitent par leur maſſe
ou leur acrimonie un influx plus
conſidérable d'eſprits animaux,
les fibres charnues, que l'on trouve particulièrement à la partie
poſtérieure du rectum, ſe con-

actent, pouffent les matières
vers le fphincter dont elles fur-
montent la refiftance ; mais cette
force n'eft fuffifante que lorfque
les matières font d'une médiocre confiftance : car lorfqu'elles
font dures, comme il arrive fouvent, il faut mettre en jeu beaucoup d'autres machines ; après
avoir fait une grande infpiration,
nous fermons la glotte pour empêcher l'air de fortir des poumons ; nous mettons en con-
tr'action les mufcles du bas ventre, qui en preffant les inteftins
comprimés fupérieurement par
le diaphragme pouffent les matières, & domptent la réfiftance
du fphincter, qui fe refferre, lorfque les excrémens font fortis,
par la contraction des mufcles
eleveurs. Il fuit de ce que nous

venons de dire que la déjectio
eſt en partie méchanique, e
partie volontaire. Il arrive ce
pendant quelquefois que les ma
tières ſont ſi âcres, ou le ſphincte
relâché au point, que les ex
crémens ſortent en quelque ſort
à notre inſçu ; mais cet état eſ
contre nature, & conſéquem
ment ne doit point nous occupe
ici. On entendra encore mieux l
méchaniſme, duquel nous venon
de parler au ſujet de la déjection
& que les Auteurs exprimen
très-bien par *nixus exſpiratorius*
lorſque nous aurons expliqué ce
qui regarde la reſpiration, qu
va être l'objet du Chapitre ſuivant.

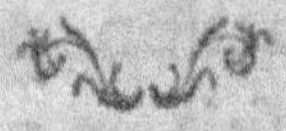

Chapitre

CHAPITRE II.

De la Respiration.

LA respiration est l'action par laquelle l'air entre & sort alternativement & continuellement du poumon pendant tout le tems de notre vie, ce qui constitue deux actions différentes, c'est-à-dire la dilatation du poumon, qui arrive lors de l'inspiration, & le resserrement de la poitrine, qui s'observe dans le temps de l'expiration. On range avec raison la respiration parmi les fonctions vitales, car ce mouvement continuel & alternatif est si nécessaire à la vie, qu'il ne peut s'arrêter long-tems sans nous faire périr. M

Pour être au fait du méchanisme & des causes de la respiration, il faut examiner tous
les organes qui y sont destinés ;
ils sont de différente nature, &
leurs usages sont différens : on
doit les diviser en contenans &
contenus, qui sont ou actifs
ou passifs, c'est-à-dire, qui se
meuvent par eux-mêmes, ou qui
suivent l'impression qui leur est
communiquée, ou enfin qui sont
absolument immobiles.

La poitrine est une cavité fermée supérieurement par les clavicules, qui sont au nombre de
deux, une de chaque côté ; en
devant par le sternum ; par derrière par les vertèbres nommées
dorsales, à cause de leur position ;
sur les côtés par les côtes, inférieurement par le diaphragme :

la poitrine est plus convèxe en devant que postérieurement ; sa partie inférieure est coupée obliquement , de sorte qu'elle est plus courte en devant que postérieurement.

Toutes les parties dont nous venons de parler , ne servent pas immédiatement à la respiration ; quelques-unes telles que les clavicules, les deux premières côtes & les vertèbres sont absolument immobiles, & servent seulement de point fixe pour l'attache de certaines parties. Nous ne parlerons donc ici que des côtes & du diaphragme , qui agissent immédiatement dans la respiration.

Les côtes sont au nombre de douze de chaque côté, elles sont contournées en espèce d'arc,

quoique cependant leur figure
varie à raison de leur position ;
elles sont en partie osseuses, en
partie cartilagineuses. On les
distingue en vraies & en fausses ;
les vraies sont au nombre de sept,
elles s'attachent postérieurement
par leur partie osseuse aux vertèbres moyennant deux facettes
articulaires : antérieurement au
sternum par des cartilages tous
distingués les uns des autres. Il
y a cinq fausses côtes, qui s'attachent postérieurement comme
les vraies, dont les trois supérieures s'attachent antérieurement au sternum par un seul &
même cartilage, les deux inférieures sont flottantes dans le
bas ventre. L'intervalle qui est
entre chacune des côtes est rempli par des muscles appellés

intercostaux ; on en distingue deux espèces, les internes & les externes ; leurs fibres se croisent entr'elles. La position des côtes les rend très-propres à augmenter la capacité de la poitrine, lorsqu'elles s'élèvent.

Le bas ventre est séparé de la poitrine par une cloison charnue & tendineuse appellée *diaphragme*, composée de deux muscles, dont les fibres tendineuses se réunissent au centre, qui est percé de deux trous pour laisser passer à droite la veine-cave inférieure, à gauche l'ésophage. Le diaphragme est attaché aux dernières vrayes côtes, & aux vertèbres. Il se relève vers la poitrine en forme de voûte lorsqu'il n'est point en contraction, & c'est sans doute pour cela que plusieurs viscères sont si gros dans le fétus, qui ne respire point, car le diaphragme ne s'abbaisse que dans le temps de l'inspiration.

Telles sont les parties qui forment l'extérieur de la cavité de la poitrine. Elle est revêtue intérieurement d'une membrane appellée *plèvre*, qui recouvre toute la face interne des côtes, des muscles intercostaux, des vertèbres. Cette membrane est disposée de manière qu'elle forme deux sacs adossés l'un contre l'autre; la cloison formée par cet adossement se nomme *médiastin*, qui s'écarte inférieurement pour faire place au cœur, & supérieurement pour recevoir le *thymus*, connu dans le veau sous le nom de *ris*. Les deux cavités, que forme la plèvre, sont inégales ; la droite eſt plus grande que la gauche, auſſi le poumon de ce côté eſt-il plus gros.

Avant de parler de la ſtru-ĉture des poumons, il faut fai-re mention de la *trachée - artè-re*, à laquelle il eſt comme ſuſ-pendu. On doit diſtinguer dans la trachée - artère ſa partie ſupé-rieure & ſon corps ; mais nous réſervons de parler de cette par-tie ſupérieure, connue ſous le nom de *larynx*, lorſque nous trai-terons du méchaniſme de la voix ; pour ne nous occuper ici que de ſon corps. Il eſt compoſé de cartilages qui ne forment ce-pendant pas un cercle entier, car la partie poſtérieure de ce canal eſt membraneuſe, ſans dou-te pour ne point mettre obſta-cle à la deſcente des alimens :

M iv

quelques Auteurs, fans apporter de raifon de cette ftructure,
ont imaginé que cette opinion
étoit fans fondement, parce que,
difent-ils, l'éfophage n'eft point
appuyé fur cette portion mem-
braneufe, & que d'ailleurs la
refpiration pourroit être par-là
interrompue ; mais fi l'on fait
bien attention à cette ftructure,
on fentira aifément qu'elle ne
peut avoir d'autre ufage, & que
la diminution du diamètre de la
trachée-artère ne peut pas être
un obftacle au paffage de l'air.
L'intervalle qui fe trouve entre
chaque anneau cartilagineux eft
rempli par des fibres charnues,
dont la contraction ou le relâchement peut accourcir ou allonger ce canal. Lorfque la trachée-artère eft parvenue à la qua-

trième vertèbre du dos , elle se
divise en deux branches , qui
vont se distribuer à chacun des
poumons ; alors les anneaux cartilagineux sont entièrement circulaires ; ils se divisent en une
infinité de rameaux , qui pour
lors prennent le nom de *bronches.*

Les poumons sont au nom-
bre de deux , l'un à droite qui est
plus gros , l'autre à gauche qui est
plus petit : ils sont recouverts
d'une membrane qui est la continuation de la plèvre : leur substance est mollasse , spongieuse ;
leur couleur est livide : on remarque trois scissures dans le
droit , & deux dans le gauche ,
qu'on nomme *lobes.* Ils sont
composés de trois espèces de
vaisseaux , les uns destinés à por-

ter l'air, qui font les plus nom-
breux ; les autres faits pour apporter & rapporter le fang , &
les troifièmes qui font les nerfs.
Les premiers font une prolongation de la trachée-artère ; car
lorfqu'elle eft parvenue aux poumons , elle fe divife en une infinité de petits rameaux, qui fe
terminent enfin dans des véficules purement membraneufes. Les
feconds font fournis par l'artère
& la veine pulmonaire, qui accompagnent chacune dans tout
leur trajet , les canaux deftinés
à porter l'air, & forment par
leurs extrémités fur les véficules
un réfeau admirable découvert
par *Malpighi*. Il ne faut cependant pas croire que le fang apporté par l'artère pulmonaire
ferve à la nourriture du poumon ,

il est nourri par celui que lui apporte la veine *bronchiale*, qui vient de l'aorte. Les interstices, qui se trouvent entre les vésicules, sont remplis d'un tissu cellulaire ; & l'on rencontre aux angles des ramifications des bronches des glandes qui séparent l'humeur nommée *bronchique*. Les nerfs, qui se distribuent aux poumons, viennent de la *paire vague* & de l'intercostal : on rencontre aussi dans les poumons quelques vaisseaux lymphatiques plus sensibles cependant dans les quadrupèdes que dans les hommes.

Tels sont les organes destinés à la respiration, dans laquelle on distingue deux temps différens, celui de l'inspiration, & celui de l'expiration.

L'inspiration est l'action par laquelle l'air pénètre dans la poitrine en paffant par la trachée-artère, foit qu'il entre par la bouche, foit qu'il le faffe par les narines. Pour que cela arrive, il faut que la poitrine & les véficules du poumon fe dilatent; à peu-près comme une veffie dont le col feroit attaché aux parois de l'ouverture d'un foufflet. Cette action est produite par l'élévation des côtes & l'abbaiffement du diaphragme: la structure des côtes fait qu'elles ne peuvent s'élever fans dilater la poitrine fur les côtés & en devant. Cette élévation des côtes fe fait par le moyen des mufcles infpirateurs, dont la defcription quoiqu'éxacte ne donneroit jamais une idée auffi claire que l'inspection du cadavre : il suffit donc ici de dire que tous les muscles qui s'attachent d'une part à la poitrine, & de l'autre à quelque partie fixe, ou qui l'est pour l'instant relativement à la poitrine, doivent être rangés parmi les muscles qui peuvent servir à l'inspiration : car il ne faut pas imaginer que tous les muscles inspirateurs entrent en action dans toutes les inspirations, il en est qui ne servent que dans les grandes inspirations, & lorsque la respiration se trouve gênée par quelque cause que ce soit. Quant au diaphragme, il s'abbaisse par la contraction de ses fibres charnues, qui en se contractant augmentent la capacité de la poitrine par la partie inférieure.

Lors donc que les côtes &
le diaphragme ont augmenté la
capacité de la poitrine, les poumons se dilatent, l'air qui tend
toujours à se mettre en équilibre,
trouvant moins de résistance dans
les vésicules du poumon, les
distend en passant par les ramifications des bronches, & cette
distension dure tant que l'air
reste renfermé dans la poitrine.

Plusieurs Auteurs ont prétendu que la dilatation des poumons
étoit la cause de la dilatation de
la poitrine, soit que l'air contenu
dans les poumons en se raréfiant
les dilatât, soit que la gêne,
dans laquelle se trouve le sang,
produisît une inquiétude & un
mal-aise, qui occasionne l'élévation des côtes ; mais il est démontré par des expériences in-

contestables, que les poumons dans l'inspiration ne sont que suivre l'impression que leur communiquent l'abbaissement du diaphragme, & l'élévation des côtes; ils sont donc absolument passifs; & la contraction seule des muscles inspirateurs est la cause de l'inspiration. Il s'agit maintenant d'expliquer quelle est la cause méchanique, qui détermine ces muscles à se contracter.

En parlant de l'action musculaire, *page* 180, nous avons prouvé, qu'elle dépendoit uniquement des esprits animaux; il faut donc exposer ici quelle est la raison qui peut occasionner cet abord du fluide nerveux. La diversité des sentimens parmi les Auteurs tant Anciens que Modernes, fait sentir combien il est difficile d'établir quelque chofe de certain à ce fujet ; cependant nous penfons que c'eft le fang lui-même qui eft la caufe de l'infpiration ; car lorfque le poumon eft refferré, la fang qui fe diftribue dans les mufcles infpirateurs fe trouve gêné, il ne circule qu'avec peine ; cette ftagnation produit une irritation dans tous les nerfs qui s'y diftribuent, & conféquemment un influx des efprits animaux. De cet influx fuit néceffairement la contraction des mufcles infpirateurs, qui en élevant les côtes, & en abbaiffant le diaphragme dilatent la poitrine, & l'air y pénètre, pour fe mettre en équilibre avec l'air environnant ; mais fi l'air n'eft point affez pefant, s'il eft trop raréfié, comme fur les hautes montagnes, toutes les véſicules du poumon ne ſont point dilatées, le ſang s'engorge dans les vaiſſeaux qui accompagnent les véſicules à demi-dilatées, & par cette ſtagnation produit la rupture de ces vaiſſeaux, & conſéquemment des crachemens de ſang. Un air trop épais peut donner l'origine aux mêmes accidens, par un méchaniſme tout oppoſé; mais c'eſt à l'hygiène à éxaminer les différentes propriétés de l'air, relativement à l'impreſſion qu'il peut produire dans l'économie animale.

L'expiration eſt l'action par laquelle l'air reçu dans la poitrine en eſt chaſſé : alors ſa capacité diminue en tout ſens ; le volume des poumons devient

moins considérable par l'affais-
sement de ses vésicules, don
les parois se rapprochent les une:
des autres. Deux causes se réunissent ensemble pour produire
l'expiration : la première est la
cessation de la contraction des
muscles inspirateurs ; car lorsque
les muscles intercostaux & le
diaphragme ont été pendant un
certain temps en contraction,
leur action cesse ; d'ailleurs les
viscères du bas ventre comprimés dans le temps de l'inspiration repoussent vers la poitrine
le diaphragme, qui y est attiré
encore par le ressort du médiastin ; ainsi l'élasticité seule des
parties pourroit produire la sortie
de l'air, lentement à la vérité :
la seconde cause de l'expiration
est la contraction des muscles

expirateurs, dont l'Anatomie feule peut donner une éxacte connoiſſance. De tout ce que nous
venons de dire il ſuit naturellement, que l'expiration, ou la
ſortie de l'air, ſe fait beaucoup
plus aiſément que l'inſpiration;
& l'on doit comprendre auſſi
pourquoi ces deux actions ſe ſuc-
cèdent : car quelque temps après
l'expiration, le ſang arrêté dans
les muſcles inſpirateurs y excite
de nouveau une gêne qui détermine les eſprits animaux à y couler abondamment. On conçoit
auſſi par ce que nous venons
de dire, pourquoi dans certaines
maladies la reſpiration eſt difficile ; il ſuffit pour cela, ou que
l'influx du fluide nerveux ſe faſſe
avec difficulté, ou que les muſcles inſpirateurs ſoient affectés

de quelque façon; ou enfin que la subſtance des poumons ſoit embarraſſée de quelque humeur étrangère : ces trois cauſes ou ſolitaires, ou diverſement combinées entr’elles peuvent altérer plus ou moins la reſpiration, & être conſéquemment plus ou moins fâcheuſes.

Avant d’examiner à quoi ſert la reſpiration; avant de paſſer à ſon utilité dans l’économie animale, il faut réſoudre deux queſtions ſur leſquelles des Auteurs célèbres n’ont point été d’accord.

La première eſt, s’il y a de l’air contenu entre la plèvre & les poumons ? Nous penſons que cet air n’éxiſte point, fondés 1°. ſur ce que les poumons ſui-yent éxactement les mouvemens de la poitrine, ce qui seroit très-difficile, peut-être même impossible, si cet air prétendu éxistoit ; 2°. lorsque les poumons sont adhérans à la plèvre, ce qui s'observe très-souvent, la respiration n'en est point gênée, elle se fait au contraire avec plus de facilité ; 3°. lorsqu'on ouvre la plèvre sans intèresser le poumon, la respiration devient plus laborieuse, ce qui ne devroit point être s'il y avoit de l'air ; 4°. enfin en supposant l'éxistence de cet air, il faudroit qu'il fût ou semblable à l'air qui nous environne, & dans ce cas-là en se raréfiant il mettroit obstacle à la respiration ; ou il seroit moins élastique, & alors il seroit parfaitement inutile.

La seconde question est, si l'air

reçu dans la poitrine s'introduit dans le sang en pénétrant la sub-stance même des poumons? Ceux qui soutiennent que l'air passe dans les vaisseaux sanguins qui se distribuent sur les vésicules pul-monaires se fondent sur les rai-sons suivantes : 1°. disent-ils, on trouve dans le sang & dans tou-tes les humeurs de notre corps une trop grande quantité d'air, pour qu'il puisse être fourni par les seuls alimens : 2°. dans les animaux qui périssent d'hémor-rhagie les vaisseaux se trouvent remplis d'air : 3°. l'air , que l'on pousse avec violence dans les veines pulmonaires, revient par la trachée - artère : 4°. le sang qui revient au cœur par la veine pulmonaire est plus rouge , & jamais la division seule ne peut

roduire ce changement : 5°. en-
n ceux qui périffent fuffoqués,
nt le fang noirâtre , ce qu'on
'obferve point chez ceux qui
ériffent fans l'avoir été. Telles
nt les preuves de ceux qui
dmettent ce paffage de l'air. Les
artifans du fentiment oppofé
appuyent fur les preuves fui-
antes : 1°. pour que l'air paffât,
faudroit qu'il y eût quelque
oie par laquelle il pût fe faire
ur , or il n'y en a point d'au-
e que les véficules du poumon,
ui dans l'état naturel font en-
uites d'un *mucus* fourni par les
landes bronchiques , qui bou-
he éxaclement leurs pores :
°. cela eft prouvé , parce que,
l'on introduit de l'air dans les
éficules pulmonaires , & fi on
es met dans la machine pneu-

matique, on aura beau pomper
l'air, elles creveront plutôt que
de laisser sortir l'air qu'elles contiennent ; le contraire auroit cependant dû arriver, s'il étoit vrai
que l'air passât par leurs pores
pour se mêler avec le sang : 3°.
enfin le broyement, & la division du sang suffisent pour le
rendre plus rouge, le concours
de l'air est absolument inutile ;
cette vérité est demontrée dans
la rate, d'où le sang sort beaucoup plus rouge, quoique très-
certainement il n'y a point d'air
reçu. Toutes ces raisons nous
paroissent prouver incontestable-
ment la vérité de ce dernier sentiment.

Passons maintenant aux usages
de la respiration, qui se rédui-
sent à deux principaux, sçavoir ;

la

la sanguification, & le méchanifme de la voix. Nous ne nous
arrêterons pas à examiner à ce
fujet le fentiment des Anciens,
qui ne connoiffant pas la ftru-
éture des parties, & n'étant pas
au fait de la circulation, n'ont
rien avancé conféquemment,
qui mérite d'être rapporté.

La fanguification eft l'action
par laquelle le chyle après s'être
mêlé au fang dans la veine fou-
clavière gauche, change lui-
même de nature, & devient du
fang. Pour que ce changement
e faffe, il faut que le chyle fe
épouille des qualités par lefquelles il différoit du fang, &
onferve celles par lefquelles il
ui étoit femblable. Ce que nous
vons dit dans le Chapitre pré-
édent fur la nature du chyle

N

eſt ſuffiſant : il faut maintenant expliquer ce que c'eſt que le ſang, on ſera en état par ce moyen de voir les rapports, & les différences de ces deux humeurs.

Le ſang eſt cette liqueur rouge qui circule dans tout notre corps, il eſt porté par les artères, du cœur aux extrémités, où il eſt repris par les veines & reporté au cœur ; c'eſt ce mouvement continuel, qui eſt connu ſous le nom de *circulation*. Avant de développer la compoſition du ſang, il eſt bon de ſçavoir que celui des artères eſt plus rouge, & que celui des veines eſt plus noirâtre ; il faut cependant en excepter le ſang de la veine pulmonaire, qui eſt plus rouge, que celui de l'artère du même nom.

La rougeur du sang artériel sert encore à prouver la vérité du sentiment que nous avons adopté au sujet du passage prétendu de l'air au travers des membranes des vésicules pulmonaires. Les Anciens imaginoient que le sang étoit composé de quatre humeurs, de sang proprement dit, de bile alimentaire, de pituite nourricière & de mélancholie ; ce sentiment est bien réfuté dans *Verrheyen* ; nous ne nous amuserons donc pas à le détruire ; nous nous contenterons de rapporter ce que les observations constantes ont démontré. Le sang au premier coup d'œil paroît être composé de parties d'une même nature : il renferme cependant toutes les humeurs de notre corps, dont il est en quel-

que forte le réfervoir. Sa couleur rouge doit être attribuée à
la difpofition de fes parties intégrantes, comme l'a obfervé *Leeu-
wenhoeck* ; fuivant cet Auteur, le
fang à l'extrémité des artères perd
fa couleur , & devient jaunâtre ,
ce qui dépend dans fon opinion
de la compreffion des globules
rouges, qu'il prétend formés de
fix plus petits. Le fang eft compofé de trois parties diftinctes ;
l'une eft rouge, la feconde aqueufe, la troifième fibreufe. La partie rouge eft un amas de petits
globules dont les uns font diaphanes , & les autres opaques ;
ils fe meuvent en tout fens, ce
qui établit deux mouvemens différens dans le fang , l'un inteftin , & l'autre de progreffion.
Cette partie conftitue le dixième

du sang ordinairement, ce qui
souffre cependant quelques exceptions à raison des âges, des
tempéramens, du sèxe, &c. La
partie aqueuse est très-abondante,
elle sert de véhicule au sang,
& est la matière prochaine de
l'urine, & de la sueur. Il ne faut
cependant pas imaginer que ce
soit de l'eau pure ; elle est beaucoup plus volatile, sa saveur est
douce, cependant un peu salée,
elle ne fait point d'effervescence
lorsqu'on la mêle avec des acides ou des alkalis ; elle entre
aisément en putréfaction, si on
l'expose dans un lieu chaud pendant quelques jours. Quelques
Auteurs ont prétendu qu'on devoit faire une distinction entre
la partie la plus volatile, & celle
qui plus grossière & plus vis-

queuſe s'épaiſſit en forme de
blanc d'œuf lorſqu'on fait évaporer cette partie aqueuſe ſur le
feu ; mais je crois que c'eſt ſans
fondement. La troiſième partie
enfin eſt appellée fibreuſe ; ſon
exiſtence a été niée par quelques
Auteurs, qui prétendoient que
ce qu'on prenoit pour partie fibreuſe n'étoit autre choſe que la
partie globuleuſe, comprimée
par les artères, & diſpoſée différemment : mais ce ſentiment eſt
détruit par l'expérience ſuivante.
Si on coupe par tranches le cail-
lot qui ſe forme lorſque le ſang
eſt refroidi, ſi on lave pluſieurs
fois ces tranches avec de l'eau
tiède, on emporte toutes les parties rouges ou globuleuſes du
ſang, & il reſte une ſubſtance
gélatineuſe, qui devient auſſi dure

que la corne, si on la dessèche.
Ce que nous venons de dire suffit pour connoître la nature du
sang, la distillation fournit trop
peu d'éclaircissemens à ce sujet,*
pour que nous rapportions ce
que l'on tire du sang lorsqu'on
le distille; examinons donc maintenant ce que c'est que la sanguification, & quelle part peut y
avoir la respiration.

Nous avons dit plus haut que
c'étoit l'action par laquelle le
chyle changeoit de nature pour
devenir du sang. Ce changement
du chyle dépend entièrement de
la division de ses parties, en cir-
culant il se débarrasse des acides
qu'il contenoit, devient plus tenu,
& s'unit si intimement avec le
sang, qu'il devient absolument

* Voyez la Physiologie de M. *Jises*, p. 35.

de la même nature. Mais en quel endroit particulièrement se fait ce changement ? Il est certain que ce n'est qu'après plusieurs circulations réitérées, que le chyle perd sa nature, & devient du sang ; on peut donc dire avec raison que le sang est lui même la cause de la sanguification, & qu'elle se fait dans tous les vaisseaux sanguins de notre corps soit artériels soit veineux. A la vérité elle ne se fait pas également par tout, c'est à-dire, le chyle est uni plus particulièrement au sang, dans quelques endroits de notre corps que dans d'autres. Les parties, où il est le plus divisé, & en même temps le plus comprimé, sont le cœur, les artères, & les poumons. Nous parlerons dans le

Chapitre fuivant de l'action du cœur & des artères fur le fang; ici il n'eft queftion que de celles des poumons.

Il faut diftinguer trois temps dans la refpiration, celui de re- pos, dans lequel le fang n'eft pas plus preffé que dans tout le refte de notre corps : le fecond eft celui de l'infpiration ; alors certainement le fang eft moins preffé, que dans les autres vaif- feaux, puifque l'air, comme nous l'avons prouvé, ne pénètre dans la poitrine, que parce qu'il y trouve moins de réfiftance : le troifième eft celui de l'expiration; c'eft dans ce temps que le fang eft le plus preffé, par la com- preffion que produit l'affaiffe- ment des poumons ; le chyle mêlé au fang étant contenu dans

des vaisseaux extrêmement ténus, s'unit éxactement aux parties du fluide avec lequel il circule : aussi le sang qui est rapporté au cœur par la veine pulmonaire est-il beaucoup plus
rouge que celui qui est renfermé
dans l'artère du même nom : il
est aussi beaucoup plus chaud,
comme le prouve le thermomè-
tre, juge impartial dans une
pareille question, qui a cependant divisé les Auteurs, puisqu'il y en a eu qui prétendoient
que l'air servoit à rafraîchir le
sang dans les poumons. Ils se
fondoient apparemment sur ce
que nous avons besoin d'un air
renouvellé pour pouvoir vivre,
mais ce besoin ne prouve autre
chose que la nécessité que nous
avons d'un air élastique propre à

faire une compression suffisante dans les vésicules pulmonaires ; aussi voit-on la respiration gênée lorsque l'air est trop échauffé, & lorsqu'il a perdu une partie de son ressort.

Un plus long détail sur tout ce qui a rapport à la sanguifica-tion, seroit absolument inutile ; passons donc au second usage de la respiration, que nous avons dit être le méchanisme par lequel se fait la voix.

Personne n'ignore ce que c'est que la voix ; mais le méchanis-me en a été long-temps obscur, & les Auteurs ne s'accordoient point à ce sujet ; tout le monde convient que le *larynx* en est l'or-gane principal, c'est pourquoi nous croyons devoir en donner une description courte & claire d'après M. *Winslow*, D. M. P. pour mettre en état d'entendre tout ce qui concerne la voix.

Le larynx forme la partie supérieure de la trachée-artère, dont il est appellé la tête par les Anatomistes : c'est ce qu'on nomme *le nœud de la gorge*, ou le *morceau d'Adam*, qui est plus saillant chez les hommes que chez les femmes. Il est composé de cinq cartilages ; sçavoir, du *thyroïde*, qui est antérieur, & le plus grand ; du *cricoïde*, qui est inférieur, & sert de base aux autres ; des deux *arythénoïdes*, qui sont postérieurs & les plus petits ; & enfin de l'*épiglotte*, qui est au dessus de tous : chacun de ces cartilages a des muscles *

* On compte dix paires de muscles, dont deux sont appellés communs, sçavoir :

communs & propres, & ils sont tous unis entr'eux par des ligamens.

Le *thyroïde* est quarré, en forme de bouclier, convèxe en devant, concave postérieurement; il est uni avec le cartilage *cricoïde* inférieurement par deux facettes lisses & polies, qui lui permettent de se mouvoir en devant & supérieurement, en arrière & postérieurement.

Le *cricoïde*, autrement appellé *annulaire* à cause, de sa figure, est

les *sterno-thyroïdiens* & les *thyro-hyoïdiens*, tant parce qu'ils servent à mouvoir tout le larynx, que par rapport à leurs attaches : & huit sont appellés propres, parce qu'ils sont uniquement attachés au larynx, & en font mouvoir les cartilages séparément : quoique leurs noms contribuent à faire comprendre leurs usages, l'inspection du cadavre fera mieux entendre leur méchanisme, que tout ce que nous pourrions dire ici.

fort large, en arrière, plus étroi
par devant : il est situé inférieurement, & sert d'appui aux autres ; c'est à lui qu'est attachée
la trachée-artère.

Les *arythénoïdes* sont deux
petits cartilages pairs, qui par
leur union ne représentent pas
mal un bec d'aiguière ; ils forment chacun une petite pyrami-
de, qui s'articule par sa base à
la partie supérieure & postérieure
du *cricoïde*.

L'*épiglotte* est assez semblable
à une feuille de pourpier ; ce
cartilage est situé supérieurement
& s'articule avec la partie supérieure & antérieure du *thyroïde*.

Au milieu de ces cartilages
on apperçoit une fente longue,
nommée *glotte* : elle s'étend de
devant en arrière, & est formée

par deux bandelettes ou cordes ligamenteuses, qui sont attachées d'une part à la concavité du cartilage *thyroïde* vers le milieu, & de l'autre part à la base de chaque *arythénoïde* : ces bandelettes ne font pas féparées des autres parties, elles font recouvertes de la membrane, qui revêt tout le larynx ; de forte que la duplicature de cette membrane forme de chaque côté de la glotte, une efpèce de paroi, ce qui fait que ces bandelettes font lâches.

Sans entrer dans un plus grand détail, il fuffit de définir la voix un fon excité par le moyen du larynx : on en diftingue trois efpèces, l'une inarticulée, appellée fimplement *voix* ; l'autre mefurée, & mélodieufe, nommée

chant ; la troisième enfin articu-
lée, connue sous le nom de
parole. Ces trois espèces ont un
rapport intime, & ne diffèrent
que par les modifications différentes, que reçoit le son ; ainsi
tout ce que l'on dira de l'une se
peut, & se doit rapporter aux
autres.

Tous les Auteurs Anciens &
presque tous les Modernes ont
regardé l'organe de la voix comme un instrument à vent ; avec
cette différence cependant, que
les Anciens regardoient le larynx
comme une flutte, tandis que
les Modernes le comparoient à
un tuyau d'orgue, sçavoir ; les
poumons aux soufflets, & la glotte à la hanche du haut-bois, ou
à l'ouverture du tuyau. Dans cette opinion la voix est formée

par le frottement de l'air, qui, en sortant avec un mouvement fort & soûtenu par la petite ouverture du larynx, se heurte contre ses parois, qui sont tendus, & susceptibles de ressort. Telle est la cause, disent-ils, de ce qu'on appelle *son*, qui est aigu ou grave à raison de la dilatation plus ou moins grande de la glotte.

Pour réfuter ce sentiment, que soûtenoit l'illustre M. *Dodart*, D. M. P. il suffira d'exposer celui de M. *Ferrein*, D. M. P. qui est rapporté dans les Mémoires de l'Académie des Sciences de l'année 1741. Il sera démontré suffisamment par-là, que l'ouverture plus ou moins grande de la glotte est absolument inutile pour produire un

son grave ou aigu, qu'ils n'e
dépendent nullement, & que
différente capacité de l'ouvert
re ne produit aucune variété da
le son, comme il est démont
dans les flûtes ou les tuya
d'orgue.

M. *Ferrein* soûtient donc
prouve par des expériences i
contestables, que l'organe de
voix est un instrument à cor
& à vent : ainsi il a trouvé da
notre corps ce que l'art n'a p
former, & ce qu'auroient tan
désiré de voir les PP. *Mersenn*
& *Kirker*, qui ont beaucou
travaillé sur la Musique.

Il faut donc faire attentio
dans ces sentimens : 1°. aux co
des sonores dont les vibration
produisent le son ; 2°. à la cause
qui, comme une espèce d'arche

met ces cordes en mouvement.

1°. La glotte eſt formée, comme nous l'avons dit plus haut, par une bandelette ligamenteuſe de chaque côté ; quoique ces bandelettes ou cordes ſonores ſoient recouvertes par une membrane, elles peuvent cependant faire, & font en effet des vibrations.

2°. L'air qui ſort pendant le temps de l'expiration, tient lieu d'archet, & lorſqu'il eſt pouſſé avec une certaine force, il pince, pour ainſi dire, les lèvres de la glotte, & excite par-là, ce qu'on appelle *ſon*.

Le raiſonnement & l'expérience ſe réuniſſent pour prouver la vérité de ce ſentiment. car 1°. ces bandelettes ſont élaſtiques, 2°. elles peuvent être, à

raiſon de leurs attaches, plus
ou moins tendues ; ces deux qualités ſont eſſentielles pour produire des vibrations, & conſéquemment du ſon ; mais il faut
pour cela que l'air ſorte avec un
certain dégré de force, & que
la tenſion ſoit ſuffiſante. Dans
l'état naturel leur longueur diminue ou augmente peu, ce
n'eſt donc que la plus ou moins
grande tenſion qui peut occaſionner les différens tons, que
l'on peut réduire en général à
deux, au grave & à l'aigu ; ces
deux tons principaux ont des
nuances intermédiaires imperceptibles, & innombrables ; il
ſuffit de ſçavoir que plus les vibrations ſeront fréquentes, plus
la corde ſera courte, plus elle
aura de reſſort, plus le ſon ſera

igu ; & que les raisons contraires produiront, à raison de leur
force, un son plus ou moins grave : ce que nous avançons est
fondé sur des principes reçus in-
contestablement en Physique, &
confirmés par les expériences de
la musique.

Il faut observer aussi que le
son est modifié, suivant la façon
dont l'air résonne dans la bouche & dans le gosier ; ainsi pour
que la voix ait toutes les graces
dont elle est susceptible, il faut
que les parties soient bien con-
formées, qu'elles soient flexibles,
égales, & que les muscles destinés à leur mouvement se contractent aisément, c'est pour cela
que les agrémens, & ce qu'on
appelle le *goût du chant*, ne s'acquèrent que par l'étude ; c'est ce

que les Muſiciens expriment, en
diſant qu'une perſonne a une
voix qui a beſoin d'être travail-
lée. La capacité du lieu où l'air
réſonne contribue donc beaucoup à modifier les ſons; c'eſt
par-là qu'on explique pourquoi
la voix devient plus grave dans
l'âge de puberté, parce que les
ſinus frontaux, ſphénoïdaux, maxillaires deviennent plus amples,
& qu'il arrive pour lors ce que
l'on obſerve dans les inſtrumens
de muſique, qui, à choſes égales, produiſent un ſon plus grave
lorſque l'eſpace dans lequel l'air
réſonne eſt plus grand. A la vérité la force & la capacité de
la poitrine, l'élaſticité & la tenſion des parties augmentée contribue à rendre le ton de la voix
plus fort & plus grave. C'eſt

ar cette raison que les person-
es délicates, les femmes, &
es enfans ont la voix moins
orte.

Quant à ce qui regarde les
ons articulés appellés *paroles*,
a cause première est la même,
& l'articulation dépend du mouvement du gosier, de la langue,
des dents, des lèvres, du palais
ce qui a fait distinguer avec
raison les lettres en linguales,
gutturales, dentales, labiales,
palatines. C'est l'habitude qui
nous apprend à parler, & l'attention que nous donnons dans
notre enfance aux mots que nous
entendons prononcer : c'est même, sans doute-là la raison pour
laquelle les sourds de naissance
sont ordinairement muets.*

* On pourroit à ce sujet demander si des

Tout ce que nous venons d'a-
vancer est confirmé par des expériences réitérés, dont chacu[n]
peut aisément s'assurer. Pour e[n]
être convaincu, il faut prendr[e]
le larynx d'un animal quelconque, écarter un peu le cartilag[e]
thyroïde, pour tendre suffisamment les lèvres de la glotte trop
relâchées dans le cadavre : alor[s]
en soufflant de l'air par la trachée-
artère, on produit un son semblable à celui de l'animal sur lequel on fait l'expérience, & l'o[n]
voit sensiblement ces cordes ligamenteuses faire des vibrations
de la même façon que les corde[s]
des instrumens.

On peut rendre ces sons plus

enfans, dès leur naissance enfermés sans avoi[r]
communication avec personne, parleroient,
& quelle seroit leur langue?

ou moins aigus en augmentant
ou diminuant la tension des bandelettes ligamenteuses, ou en
diminuant leur longueur; on fait
alors avec la main, ce que les
muscles destinés à cet usage font
d'une manière bien plus parfaite
sans doute; on peut de même
produire des dissonances en tou-
chant à une corde sans toucher
à l'autre; on peut enfin faire un
grand nombre d'expériences, qui
toutes servent à prouver la réalité
de cette découverte, & à fournir les moyens d'expliquer tous
les phénomènes de trois espèces
de voix, que nous avons distin-
guées.

Il suit de tout ce que nous
avons dit, que la voix dépend
de ces bandelettes ligamenteuses, qui tiennent lieu de cor-

des, tandis que l'air qui vient de
la poitrine sert d'archet pour les
mettre en jeu, & que les poumons font l'office de la main,
qui doit diriger les mouvemens
de l'archet. Tels sont les principes de l'Auteur de cette découverte, d'où il déduit l'explication de tout ce qui concerne la
voix d'une façon claire, nette,
& précise.

Le *ris*, la *toux*, le *bâillement* &
l'*éternuement*, dépendent en partie
de la respiration ; il est donc à
propos, avant de finir ce Chapitre, d'expliquer en peu de mots
ce qui regarde ces différentes
actions.

Lorsque nous sommes surpris
agréablement par quelque chose,
nous donnons des marques de
notre joie par une action con-

nue sous le nom de *ris*. Il n'a
pas été possible jusqu'ici, & peut-
être jamais on ne pourra rendre
raison de la cause du *ris*, c'est-à-
dire, expliquer pourquoi une idée
agréable, plaisante, ou ridicule
excite ce sentiment, dans lequel
on doit distinguer deux actions,
la première qui est propre aux
organes de la respiration, & la
seconde qui appartient seulement
aux muscles du visage. Lorsque
l'on rit, il se fait des inspirations
& des expirations petites & promptes; l'air contenu dans les poumons y est plutôt balotté & agi-
té qu'il n'est renouvellé; le sang
y séjourne, les veines jugulaires se gonflent, la circulation
enfin est gênée; les éclats sont
occasionnés par la foible résistance de la glotte : quant aux

muscles du visage ils sont dans un mouvement convulsif. Il est aisé de comprendre d'après ce court exposé, les avantages d'un ris modéré, & les inconvéniens de cette même action trop long-temps continuée, & avec trop de violence. Lorsque l'on rit modérément, le sang & les humeurs sont plus divisés, les vaisseaux acquèrent plus de force, les sécrétions se font mieux : lorsque l'on rit avec excès, il peut arriver des accidens funestes tels que des crachemens de sang, une apopléxie, quelquefois même une mort subite, ce que nous avançons est confirmé par des observations de différens Auteurs.

La *toux* est excitée toutes les fois que quelque matière incommode les poumons : cette action diffère peu, quant à son méchanisme, de la précédente ; dans l'une & dans l'autre l'air sort par sécousses réïtérées ; elles diffèrent cependant parce que les mouvemens sont plus violens dans la toux, & qu'ils sont beaucoup plus interrompus. De ce que nous venons de dire il ne faut pas conclure que la présence d'une matière incommode soit indispensablement nécessaire pour exciter la toux ; toutes les fois que les nerfs qui se distribuent dans la substance des poumons seront irrités, la toux surviendra, c'est pour cela que l'on tousse après avoir ri, chanté, crié ou parlé trop long temps : l'estomach luimême, lorsqu'il est dérangé à un certain point, soit qu'il contienne trop de matières, ou qu'elles soient trop âcres, peut provoquer la toux, par la communication, qu'établit entre les poumons & le ventricule, la paire-vague, qui fournit des rameaux à l'un & à l'autre.

Le *bâillement* dépend encore de la respiration, cette action est tantôt volontaire, tantôt elle est indépendante de la volonté. Il n'est pas possible d'expliquer d'une manière satisfaisante ce qui l'occasionne. Le bâillement se fait assez volontiers, lorsqu'on a du chagrin, de l'ennui, des peines d'esprit, envie de dormir, ou lorsque la fièvre approche. Plusieurs Auteurs prétendent qu'il est produit par la stagnation du sang, ce sentiment souffre bien des difficultés; quoi qu'il en soit il est certain qu'il se fait alors une lente inspiration, & que l'expiration est forte & convulsive.

L'*éternuement* est encore produit par les organes de la respiration. Lorsqu'un rameau de la cinquième paire, qui se distribue dans la membrane pituitaire du nez, vient à être irrité, les nerfs des muscles inspirateurs sont irrités par la communication du nerf intercostal & de la paire-vague ; il se fait tout-à-coup une dilatation extraordinaire de la poitrine, & l'expiration se fait subitement, parce que les muscles expirateurs sont pareillement irrités ; cette irritation se communiquant aussi aux muscles de la racine de la langue, ils se contractent & empêchent l'air de fortir par la bouche ; il eſt donc forcé de fortir par les narines.

Quelques Auteurs ajoûtent à ces quatre actions le *hoquet* que nous avons cru devoir exclure, parce qu'il indique toujours un vice de l'eſtomach ; nous avons rejetté auſſi les *pleurs*, les *nauſées* & le *vomiſſement*, dont il eſt cependant fait mention dans quelques Traités de Phyſiologie, tant parce que ces actions ne dépendent pas immédiatement de la reſpiration, que parce qu'elles ont plus de rapport à la Pathologie, qu'à ce qui fait l'objet de ce Traité.

Tels ſont les uſages principaux de la reſpiration ; il en eſt de ſecondaires, car elle concoure à la digeſtion, à la ſécrétion

du chyle, à son cours, à la sortie
du fétus, de l'urine & des excrémens.

CHAPITRE III.

De la Circulation du Sang.

L A circulation du sang est le
mouvement perpétuel, par lequel
ce liquide est porté du cœur aux
extrémités du corps moyennant
les artères, d'où il est rapporté au
cœur par les veines. Pour bien
entendre le méchanisme de cette
fonction, dont le dérangement
ou la cessation entraînent le dérangement ou la destruction de
notre machine, il faut avoir une
idée claire & nette de la structure
des artères & des veines, sçavoir
comment le cœur est construit,

& quelle est la cause du mouvement continuel & alternatif du
cœur & des artères ?

Nous ne nous étendrons point
sur la structure des artères & des
veines. Dans la Première partie
de cet ouvrage nous avons exposé leur composition ; il suffit
de dire ici que les artères n'ont
point de valvules, si l'on en excepte celles qui sont à la base
du cœur, que leurs divisions sont
presque toujours à angle aigu,
qu'elles deviennent plus fréquentes à mesure qu'elles s'éloignent
du cœur, & que la somme totale du diamètre de toutes ces
divisions, pris ensemble, sur-
passe de beaucoup la capacité
du tronc : d'où l'on doit conclure que le sang coule toujours dans
les artères d'un espace plus étroit

dans un plus large , & que les
artères reſſemblent aſſez bien à
un cône dont la baſe ſeroit aux
extrémités & la pointe au cœur.
Il faut obſerver de plus que le
diamètre de l'artère eſt cylindrique depuis une diviſion juſqu'à
une autre. Ce que nous venons
d'avancer ſur la forme cylindrique des vaiſſeaux artériels , ſe
remarque dans les veines, le diamètre de toutes leurs diviſions
pris enſemble ſurpaſſe auſſi de
beaucoup la capacité du tronc.
Elles ne gardent point un ordre
conſtant dans leurs diſtributions ;
ſouvent deux ou trois veines répondent à une ſeule artère , &
le total de la capacité des veines eſt beaucoup plus conſidérable que celui des artères , de
ſorte que l'on peut dire que le

O vj

diamètre des gros vaisseaux veineux est aux artèriels, comme 2
est à 1, & que celui des petits
vaisseaux est comme 3 à 1 ; ce
qui souffre cependant quelques
exceptions. Outre la différence
qui se rencontre entre la force
des membranes de ces deux espèces de vaisseaux, le battement
qu'on observe dans les artères,
& qui n'existe point dans les veines, on remarque de plus dans
ces dernières, un nombre de
valvules destinées à aider le retour du sang, & qui se trouvent
principalement dans les divisions.
Quant à la façon dont les artères & les veines sont unies
l'une à l'autre, les Auteurs ne
s'accordent point entr'eux, les
uns, avec *Stahl*, * pensent que

* *Circulationis sanguinis negotium in eo con-*

l'on doit admettre des espaces intermédiaires entre les veines & les artères ; les autres croyent que les veines font continues aux artères, & que ces deux vaisseaux ne forment en quelque forte qu'un feul & même canal, tant, fuivant ces derniers, l'*anafto-mofe* eft éxacte. Pour nous, nous croyons être fondés à admettre l'un & l'autre fentiment à raifon des différentes parties de notre corps.

Le cœur eft un mufcle creux, très-fort, contenu dans le *péri-carde*, au milieu de la poitrine entre les deux poumons : il eft

fiftere, quòd fanguis ex cordis ventriculis pro-pulfus per arterias, in partes folidas impellatur, per harum poros transprimatur, & inde in venas tanquam radiculas denuo intrufus, ab harum minoribus radicibus ad majores, & de-nique ad truncum, feu venam cavam deductus, denuo ad cor deferatur. Tom. I. pag. 3.

baigné continuellement par l'humeur que renferme le péricarde,
& qui est fournie par l'extrémité
des artères suivant *Bergerus* : cette
humeur est un peu jaunâtre, sa
couleur s'altère cependant aisément. Elle est plus abondante
dans ceux qui périssent étranglés,
ou après une longue maladie ;
elle est repompée par des vaisseaux lymphatiques, sans doute
dans la crainte que sa trop grande
quantité ne gênât les mouvemens
du cœur. Son usage est de conserver un espace entre le cœur
& le péricarde, & d'entretenir
une certaine flexibilité dans ces
parties.

Le cœur est, pour ainsi dire,
suspendu par quatre vaisseaux sanguins, & il est soûtenu par le
diaphragme. Il ne ressemble pas

mal à un cône renverſé , * dont chaque côté ſeroit un peu applaⲧi. Il faut y diſtinguer quatre faⲧces, l'une qui eſt la plus large, & qu'on appelle *baſe* ; une autre plus étroite, arrondie comme la pointe d'un œuf, nommée *pointe* ; deux côtés dont l'un eſt inféⲧrieur, appuyé ſur le diaphragme, & un peu applati ; l'autre eſt ſuⲧpérieur & convèxe : car il ne faut point imaginer, comme on l'a cru pendant long-temps, que le cœur ſoit ſitué perpendiculaiⲧrement ; il eſt poſé horiſontaleⲧ

* Cette ſtructure eſt fondée en raiſon , & il eſt aiſé d'expliquer comment la pointe du cœur, quoique beaucoup plus mince, peut réſiſter à l'effort du ſang : car la force du cœur eſt principalement dans les parois des ventricules, qui, a raiſon de leur plus grand diamétre, agiſſent ſur une plus grande quanⲧtité de liquide, que la pointe. D'ailleurs dans une figure approchante de celle du cône, touⲧtes les parties des parois ne peuvent agir, ſi la pointe n'eſt plus mince que la baſe.

ment, sa base est à droite, & sa pointe avec la plus grande partie de sa substance est à gauche, où l'on sent ses mouvemens. Le cœur est composé de deux cavités connues sous le nom de *ventricules*; dont l'un plus fort, plus épais, plus long, mais moins large est nommé *ventricule droit*, quoique situé antérieurement; & l'autre moins fort, plus large, plus court, & d'un tissu plus lâche s'appelle *ventricule gauche*, quoique situé postérieurement. A la partie supérieure de chacun des ventricules on trouve deux orifices, par l'un le ventricule droit ou antérieur reçoit le sang qui lui vient de la veine cave, & par l'autre il le pousse dans l'artère pulmonaire: dans le ventricule gauche ou postérieur,

l'un de ces orifices laiſſe paſſer
le ſang qui revient du poumon
par la veine pulmonaire, & l'autre eſt l'ouverture de l'aorte, par
où le ſang eſt pouſſé pour ſe
diſtribuer à tout notre corps. Ces
quatre orifices ſont garnis de valvules de différente eſpèce, c'eſt-
à-dire, les unes facilitent l'abord
du ſang, & ſont ſituées au point
d'union des veines & des oreillettes ; les autres s'oppoſent au
retour du ſang, & ſe rencontrent
à l'origine des artères. Les Ana-
tomiſtes ſont peu d'accord ſur
le nombre & la figure de ces
valvules ; mais des découvertes
ont démontré qu'il n'y en avoit
qu'une à chaque orifice ; ce qui
a pu occaſionner l'erreur, ce
ſont les brides qui forment des
fibres charnues.

A la base du cœur se trouvent deux appendices, qu'on nomme *oreillettes*, chacune répond à un des ventricules; la membrane dont elles sont composées, est molle, flasque, lisse en dehors, ridée en dedans, elles reçoivent le sang des sinus veineux, dont elles sont la continuation.

La multiplicité des fibres charnues, dont le cœur est formé, rendent sa structure * difficile à développer; cependant si l'on fait attention aux différens plans de fibres, & à l'ordre dans lequel elles sont arrangées, on pourra concevoir jusqu'à un certain point l'artifice admirable, avec lequel le cœur est composé. On doit distinguer deux espèces

* On doit lire à ce sujet l'excellent Traité du Cœur, par M. *Senac*.

de fibres dans le cœur, les unes qui font communes aux deux ventricules, les autres qui font propres à chacun. Le premier plan eft compofé de fibres lon-gitudinales, qui defcendent de la bafe du cœur à fa pointe, où elles s'infèrent par des petits tendons imperceptibles : celles du fecond plan font immédiate-ment pofées fous les premières, elles defcendent obliquement de droite à gauche de la bafe à la pointe du cœur, où elles fem-blent fe terminer ; mais fi l'on détruit celles du troifième plan, on voit ces mêmes fibres remon-ter dans un fens oppofé pour former les parois intérieures des ventricules. Toutes ces différen-tes directions des fibres, fe font infenfiblement, par des gradations

presque imperceptibles : cet en-
trelassement admirable rend plus
ferme & plus solide le cœur destiné à se mouvoir depuis le premier instant de notre éxistence,
jusqu'au moment de notre destruction ; c'est pourquoi les Auteurs l'ont defini *primùm movens,
& ultimùm moriens*. Nous ne
parlerons point ici des vaisseaux
& des nerfs du cœur, parce que
nous en ferons mention, lorsqu'il
sera question de son mouvement, & de la circulation.

Dans l'action du cœur il faut
distinguer deux temps, celui de
la dilatation, appellé *diastole*, &
celui de la contraction, nommé
sistole : ces deux mouvemens se
succèdent alternativement ; ils
éxistent aussi dans les oreillettes
& les sinus veineux, mais ils se

font en différens temps, c'est-à-
dire, les oreillettes se contractent pendant que les ventricules
font en dilatation, & se dilatent
pendant qu'ils font en contraction. Lorsque les ventricules se
contractent, le cœur diminue en
tout fens, ce qui eft une fuite
néceffaire de l'action de toutes
fes fibres, il pâlit, devient dur,
fa capacité eft diminuée, & le
fang eft pouffé dans les artères
feulement, parce que les valvules qui font fituées à l'orifice des
veines lui en ferment l'entrée :
dans la dilatation le contraire arrive, le volume du cœur eft
augmenté, & le fang eft reçu
dans fes ventricules : on obferve
cependant cette différence dans
la contraction des ventricules, &
celle des oreillettes, fçavoir ; que

dans les ventricules, quoique la contraction de toutes les fibres paroiſſe ſe faire en même temps; cependant elle commence par la baſe, & ſe continue par dégrés juſqu'à la pointe; ce qui n'arrive point dans les oreillettes.

Voyons maintenant quelle eſt la nature de ce mouvement. Pluſieurs Auteurs ont prétendu que la contraction du cœur ne venoit que du reſſort de ſes fibres, qui, ayant été dilatées au-delà de leur ton, ſe rétabliſſoient dans leur ancien état; mais nombre de raiſons font voir le peu de ſolidité de ce ſentiment: car 1°. ſi l'on coupe tranſverſalement par la moitié le cœur d'un animal vivant, la contraction & la dilatation ſubſiſtent encore quelque temps, quoiqu'alors ſes fibres ne

lûſſent plus être dilatées, puiſque le ſang s'écoule : 2°. dans
ce ſentiment le cœur devroit
être dur dans ſa dilatation &
beaucoup plus mou dans ſa contraction, cependant on obſerve
conſtamment le contraire : 3°.
ce mouvement devroit enfin
ceſſer, puiſque la contraction
ſeroit toujours moindre que la
dilatation, & devroit toujours
aller en diminuant : il ſeroit aiſé
d'ajouter beaucoup d'autres raiſons pour démontrer la fauſſeté
de ce ſentiment ; mais nous les
ſupprimons pour abréger.

Si l'on fait attention à la quantité de fibres charnues dont le
cœur eſt compoſé ; à la dureté
de ces fibres, lorſqu'il eſt en
contraction ; à la paralyſie qui
ſurvient, lorſque dans un animal

vivant on coupe, ou on lie abfolument * tous les nerfs qui s'y
diftribuent, on ne pourra douter que ce mouvement ne foit
d'une nature mufculaire, & qu'il
ne foit dû conféquemment au
fluide nerveux. Mais quelle peut
être la caufe qui détermine les
efprits animaux à couler en affez
grande abondance, pour occafionner la contraction; & pourquoi les mouvemens des ventricules & des oreillettes ne fe
font-ils pas en même temps?

La caufe qui produit l'influx
des efprits animaux, eft le fang

* Nous difons *abfolument tous les nerfs*, pour
réfuter une expérience rapportée, je crois,
par M. *Chirac*, qui prétend que le mouvement du cœur peut fubfifter quoiqu'on ait
coupé les nerfs: mais dans l'expérience qu'il
cite, il n'avoit coupé que les nerfs de la huitième paire, & n'avoit pas apperçu vraifem-
blablement, que le cœur reçoit auffi des rameaux du nerf intercoftal.

lui-

lui-même, il arrive dans cette occasion, ce que nous avons observé dans l'estomach & les poumons; c'est-à-dire, le sang ne peut dilater les oreillettes & les ventricules, sans y causer une irritation qui détermine le fluide nerveux à couler en plus grande abondance, & à exciter en conséquence la contraction des fibres musculaires: car, comme nous l'avons dit plus haut, & comme on le remarque dans la plûpart de nos actions involontaires, c'est toujours à ce méchanisme qu'est dû le plus grand abord des esprits animaux. A la contraction succède la dilatation, parce que 1°. la cause de la contraction cesse, c'est-à-dire, la présence du sang. 2°. Les esprits animaux ne coulent plus avec au-

tant d'abondance. 3°. Le sang est
poussé vers ces parties, & facilite encore la dilatation. 4°. Enfin les fibres par leur ressort tendent à s'établir dans leur état
naturel.

Il n'est pas aussi aisé de rendre raison pourquoi dans le temps
de la dilatation des ventricules,
les oreillettes se contractent, &
pourquoi elles se dilatent, lors
de la contraction des ventricules.
Sans nous arrêter à rapporter les
différens sentimens des Auteurs
sur cette question, nous croyons
que le mouvement des oreillettes est la cause de celui des ventricules, & que c'est pour cela
que ces deux mouvemens se font
alternativement : notre sentiment
paroît fondé sur ce que les oreillettes ne peuvent se contracter

sans pousser dans les ventricules
le sang que nous avons dit être
la cause de leur contraction, &
sans tirailler en même temps les
fibres des ventricules : ces deux
causes réunies dans les animaux
vivans, produisent la contraction
des fibres des ventricules. Il ne
faut cependant pas absolument
que ces deux causes agissent de
concert entr'elles, une des deux
seule peut produire cette contraction : car si, par éxemple, on
pique les oreillettes d'un cœur
encore chaud, dont on ait coupé
la pointe, quoique le sang ne
puisse plus occasionner d'irritation, puisqu'il n'éxiste plus ; on
voit les oreillettes se contracter,
& ensuite les ventricules, ce qui
certainement alors ne peut avoir
l'autre cause que le tiraillement
des fibres.   P ij

On obſerve encore deux autres mouvemens dans le cœur,
outre celui de dilatation & de
contraction dont nous venons
de parler: par l'un de ces mouvemens le cœur eſt pouſſé en
devant vers les côtes ; ce qui
arrive dans le temps de la dilatation des oreillettes, qui ne
peuvent s'étendre poſtérieurement à cauſe de la réſiſtance que
leur offrent les vertèbres. Le
ſecond mouvement eſt de rota-
tion, c'eſt-à-dire, la partie gauche ou poſtérieure du cœur eſt
pouſſée plus en devant que la
droite ou antérieure ; ce mouvement pouſſe la pointe du cœur
vers les côtes , & c'eſt pour cela
que l'on y ſent ſon battement.
Ces deux mouvemens ſont dé-
montrés par des expériences fai-

tes fur des animaux vivans.

Il n'eft peut-être aucun article dans la Phyfiologie, où les
Auteurs foient auffi peu d'accord
que fur la force du cœur; les
uns ont prétendu qu'elle étoit
égale à trois mille livres, d'autres qu'elle égaloit à peine huit
onces : la diverfité étonnante des
fentimens des Auteurs fur cette
matière, vient fans doute de ce
qu'ils n'ont point affez diftingué
la force du cœur ; nous ne nous
engagerons point dans l'éxamen
de cette queftion qui eft trop
étendue pour entrer dans le plan
de cet Ouvrage, & qui d'ailleurs
eft plus curieufe qu'utile. Nous
nous contenterons d'admettre
dans le cœur trois différentes
forces, l'une qui lui eft *propre*,
& qui dépend du nombre & de

la densité de ses fibres, la seconde qu'on peut appeller de
compression, par laquelle il presse
le sang qu'il renferme dans ses
ventricules, la troisième enfin,
qu'on doit nommer d'*impulsion*,
par laquelle il pousse le sang
dans les artères.

De tout ce que nous avons
dit on doit conclure que le cœur
est une espèce de pompe, dont
dont le mouvement continuel
distribue le sang par tout le corps,
& le reçoit continuellement.

Cette action s'appelle *circulation* : il y a lieu de croire qu'elle
étoit inconnue aux Anciens;
tout au moins l'idée qu'ils en
avoient, étoit fort confuse, ce
qui doit paroître d'autant plus
étonnant, que *Galien* décrit,
d'après *Erasistrate*, les valvules

qui font à l'entrée des ventricules du cœur , & des artères
aorte & pulmonaire. On attribue communément à *Harvée*,
Médecin Anglois, cette importante découverte, quoique plufieurs Auteurs en euffent parlé
avant lui , fans doute parce qu'il
l'a mife dans tout fon jour. Nous
ne nous amuferons point ici à
prouver l'éxiftence de la circulation, qui ne trouve plus d'op-
pofition ; nous ne parlerons point
non plus de la dérivation & de
la révulfion, c'eft à la *Pathologie* à éxaminer cet article, fur
lequel on peut confulter entr'autres M. *Silva* D. M. P. dans fon
Traité fur les Saignées.

La plûpart des Auteurs admettent trois efpèces de circulation, fçavoir ; celle qu'ils ap-

pellent la *plus grande*, par laquelle le sang est porté du ventricule gauche ou postérieur à
toutes les parties tant supérieures qu'inférieures de notre corps,
d'où il est rapporté au ventricule droit ou antérieur; la seconde
qu'ils nomment *moyenne*, est
celle par laquelle le sang est
poussé du ventricule droit ou antérieur dans l'artère pulmonaire,
d'où il revient par la veine du
même nom au ventricule gauche ou postérieur; la troisième
enfin qui est la plus courte de
toutes, est celle par laquelle le
sang circule dans la substance
même du cœur par les vaisseaux
appellés *coronaires*. Nous croyons
qu'il vaut mieux, sur-tout pour
des Commençans, n'admettre
que deux espèces de circulations,

fçavoir , celle où le fang paſſe deux fois par les vaiſſeaux ca- pillaires , & celle où il n'y paſſe qu'une fois.

Dans la première eſpèce de circulation , le fang après avoir été pouſſé du ventricule gauche ou poſtérieur du cœur dans l'ar- tère aorte , ſe diſtribue dans tou- tes les parties de notre corps, même dans les poumons par l'ar- tère bronchiale. L'artère aorte en ſortant du cœur va vers la partie droite , où elle forme une courbure ; de la partie ſupérieure de cette courbure naiſſent trois artères , dont l'une ſe diviſe peu après en deux branches ; ces quatre artères , dont deux ſont nommées *jugulaires* & deux *ca- rotides* , portent le fang au cer- veau , & aux parties ſupérieures :

P v

la partie descendante de l'aorte
distribue le sang au cerveau,
& à tous les viscères, & à
toutes les parties inférieures :
c'est à l'*Angiologie* à éxaminer
toutes les divisions de l'aorte,
tant supérieure qu'inférieure.
Lorsque le sang a été distribué
dans toutes les parties de notre
corps, il est repris des extrémités des artères par une infinité
de petites veines, qui se réunissent
à mesure qu'elles approchent du
cœur, pour former deux gros
troncs appellés *veine cave supé-*
rieure, & *veine cave inférieure* :
ces deux troncs se réunissent en
un seul, qui décharge tout le
sang dans l'oreillette droite, &
de-là dans le ventricule droit,
d'où le sang est poussé dans l'artère
pulmonaire, & se distribue dans

tout le poumon par une infinité
de ramifications, qui accompagnent toutes les véſicules des
poumons : il eſt repris de l'extrémité de ces artères par des veines qui ſe réuniſſent pour former
la veine pulmonaire : cette veine
décharge tout le ſang qui revient
des poumons par quatre ouvertures différentes dans l'oreillette
gauche, & de-là dans le ventricule gauche, pour qu'il ſoit
repouſſé de nouveau dans l'artère aorte, comme nous l'avons
dit.

Telle eſt la première eſpèce
de circulation ; paſſons à la ſeconde dans laquelle nous avons
dit que le ſang ne paſſoit qu'une
fois dans les vaiſſeaux capillaires.

Cette circulation eſt celle qui

se fait par les vaiſſeaux coronaires du cœur, dans ſa propre ſubſtance. Quelques Auteurs ont
prétendu que les artères coronaires recevoient le ſang des
ventricules dans le temps de leur
dilatation, & que les veines du
même nom reportoient ce même
ſang au cœur dans le temps de
ſa contraction. Il ſuffit pour démontrer la fauſſeté de ce ſentiment de faire attention à l'expérience ſuivante, que chacun
peut aiſément répéter. Si l'on
ouvre dans un animal vivant
l'artère coronaire, le ſang ſort
avec plus de vivacité dans le
temps de la contraction du cœur,
que dans celui de ſa dilatation.

Telles ſont les deux eſpèces
de circulation que nous avons
admiſes; il nous reſte mainte-

nant à éxaminer, quelle peut être la cause de la pulsation des artères; & pourquoi ce battement n'éxiste point dans les veines. Ceux qui imaginoient que les artères étoient coniques, & que la base de ce cône étoit au cœur, attribuoient à cette figure leur battement connu sous le nom de *pouls*: mais nous avons fait voir au commencement de ce Chapitre, que le diamètre des ramifications des artères pris tout ensemble, surpassoit de beaucoup celui du tronc ; il faut donc chercher une autre cause ; nous croyons que c'est à l'impulsion du sang & à l'élasticité des artères, que doit être attribué le mouvement de dilatation & de contraction qu'on y observe : car le sang poussé avec force dans les artères, lorsque le cœur se contracte, doit nécessairement les dilater ; mais si-tôt que cette cause vient à cesser, les membranes, qui forment les artères se rétablissent dans leur ancien état, d'autant plus qu'elles ont été dilatées au-delà de leur ton : c'est pour cela que le battement est plus sensible, à choses égales, dans les gros vaisseaux que dans les petits, parce que plus le sang s'éloigne du cœur, plus sa vîtesse diminue. Dans les veines au contraire on n'apperçoit point de battement, parce que le sang y est poussé par un mouvement doux & continué, dont la force est encore diminuée par les vaisseaux capillaires veineux.

CHAPITRE IV.

De la Nutrition & de l'Accrois-fement.

La plus importante de toutes nos fonctions est celle, par laquelle nous réparons les pertes que nous faisons continuellement, & qui seroient bientôt la cause de notre mort, s'il ne se rencontroit dans notre corps une humeur analogue à toutes nos parties, & capable par conséquent de fournir la matière de notre nourriture.

Cette humeur est appellée *lymphe*; on doit en distinguer deux espèces, l'une qui est le véhicule & la source de quel-

ques autres humeurs ; l'autre qui
sert uniquement à la nutrition,
& qu'on doit nommer pour plus
de précision *suc nourricier*. Ces
deux espèces ne diffèrent point
essentiellement l'une de l'autre,
ce n'est qu'à raison de leur ténuité qu'on peut y établir quelque
différence. On doit donc définir la lymphe, ainsi nommée
par rapport à sa ressemblance
avec l'eau, une humeur ténue,
fluide, transparente, sans goût,
chargée d'une portion gélatineuse, qui, par sa viscosité, est propre à s'attacher aux différentes
parties qu'elle arrose : cette portion gélatineuse se durcit plus
ou moins à raison de l'évaporation plus ou moins grande de
l'eau qu'elle contient : on peut
s'assurer de cette vérité en la

faifant évaporer fur le feu. En
diftillant la lymphe on en retire
une grande quantité de phlegme, un peu de fouphre fort divifé, & une très-petite portion
de fel neutre, quoique quelques
Auteurs ayent voulu établir le
contraire, appuyés fur des expériences tentées fans doute fur
une lymphe altérée.

Les vaiffeaux deftinés à cha-
rier cette humeur s'appellent
lymphatiques : c'eft à *Bartholin* particulièrement qu'en eft dûe la
découverte. On en diftingue de
deux efpèces ; les uns fervent
à porter la lymphe aux différentes parties, & ce font les artères
lymphatiques ; les autres fervent
à rapporter le réfidu de cette
même lymphe au cœur, & ce
font les veines. Les artères lym-

phatiques partent de l'extrémité
des artères sanguines, & vont
par plusieurs ramifications se distribuer dans toutes les parties
de notre corps, ou pour y porter un suc nourricier, ou pour
être la source de quelque sécrétion : cette lymphe est reprise
par les veines lymphatiques, qui
se réunissent en s'avançant pour
former des vaisseaux un peu plus
gros. Mais la viscosité de la lymphe, & le peu de ressort des
vaisseaux lymphatiques auroient
été un obstacle à la progression
de cette liqueur, si le battement
des artères sanguines, la lymphe
qui presse postérieurement, &
une quantité presque innom-
brable de valvules n'avoient facilité le mouvement de cette liqueur. De plus, on rencontre d'es-

pace en espace des glandes , qui,
comme des espèces d'entrepots,
servent à ramasser la lymphe qui
leur a été apportée : là cette humeur reçoit une nouvelle préparation, pour devenir plus semblable sans doute au chyle , auquel elle se doit mêler : car toute
la lymphe, qui vient des parties
au-dessous du diaphragme vient
se rendre dans le réservoir de
Pecquet ; tandis que celle qui
vient des parties supérieures est
apportée ou dans le canal thorachique, ou dans la veine souclavière gauche.

Mais est-il possible, dira-t-on,
que la lymphe seule soit capable de nourrir les différentes
parties de notre corps; ne devroit-
on pas admettre plusieurs espèces de sucs nourriciers destinés

chacun à porter la nourriture à
chaque partie différente? Il eſt
aiſé de réſoudre cette objection,
ſi l'on veut faire attention que
toutes ces différences ne ſont
qu'accidentelles, & que les élémens de chacune des parties de
notre corps ſont abſolument les
mêmes, comme nous l'avons
prouvé dans la première Partie :
car toutes ces différences peuvent ſe réduire à deux, c'eſt-à-
dire, à la couleur, & à la dureté : 1°. la couleur eſt une mo-
dification étrangère à la compoſition des parties, puiſqu'on
en peut dépouiller les plus rouges, ſans cependant les priver
de rien qui leur ſoit eſſentiel :
quant à la dureté, elle ne vient
que d'un degré plus ou moins
grand d'évaporation des parties

es plus fluides ; le blanc d'œuf, qui a grand rapport avec la lymphe, devient plus dur que la corne, si on le dessèche suffisamment.

Il est donc prouvé par ce qui vient d'etre dit, que la lymphe réunit seule toutes les qualités propres à nous nourrir. Par le mouvement circulaire du sang la lymphe est poussée dans les artères lymphatiques ; sa ténuité lui permet de s'insinuer dans les parties les plus petites ; par sa viscosité elle s'attache aux petits vuides qu'elle rencontre ; & la chaleur des parties environnantes dissipe ce qu'il y a de plus séreux : la lymphe acquiert ainsi la consistance requise, pour devenir tout-à-fait semblable à la partie à laquelle elle s'est attachée.

Il paroît étonnant d'abord que
la lymphe puiffe fe diftribuer
dans toutes les parties qu'elle eft
obligée de réparer; fa vifcofité,
& la délicateffe des vaiffeaux qui
la contiennent, femblent y mettre un obftacle invincible. Si cependant on veut y réfléchir, on
fentira aifément, que les caufes
que nous avons apportées font
bien fuffifantes : car la réfiftance
eft certainement bien moindre,
que lorfque l'on enlève une maffe
énorme, en enfonçant un coin
de bois fec & poreux dans la
fente d'un rocher, & en l'arro-
fant continuellement, ou en aban-
donnant toute la manœuvre à
l'eau feule répandue dans l'air :
alors le rocher fe fend, s'éclate,
& c'eft-là le moyen dont on fe
fert pour avoir des meules de

moulin. Si donc l'eau seule peut
infinuer dans les pores du bois, &
avoir affez de force pour enlever
une maffe prodigieufe, quoiqu'elle ne foit pouffée par aucune action, combien à plus forte raifon la lymphe pourra-t-elle pénétrer dans tous les petits vuides
qui fe rencontrent dans les parties de notre corps, aidée, comme elle l'eft, par l'impulfion du
fang, & de la lymphe qui preffe
poftérieurement, fans compter
le nombre de valvules, que nous
avons dit, fe trouver dans les
vaiffeaux lymphatiques.

Tel eft le méchanifme de la
nutrition qui porte fimplement ce
nom, fi la réparation eft proportionnée à la perte que nous avons
faite. Lorfque la nourriture excède la perte, alors elle porte

le nom d'accroissement ; mais le méchanisme est absolument le même. C'est pourquoi pour que nous croissions, il faut 1°. une abondance de sucs nourriciers, 2°. une fléxibilité dans les parties : ces deux causes concourent ensemble, & fournissent l'explication de tout ce qu'on observe dans la nutrition & l'accroissement. On entend par ce moyen pourquoi plus les enfans sont près de l'instant de leur naissance, plus ils croissent : pourquoi lorsque les os ont acquis une certaine solidité, on ne grandit plus ; mais alors l'embonpoint augmente : pourquoi l'oisiveté engraisse, & le travail outré maîgrit ; pourquoi enfin les vieillards périssent plus ou moins vîte à raison de leur tempérament.

ment. Il n'est aucun phénomène dans l'économie animale sur la nutrition & l'accroissement, tant en santé qu'en maladie, qu'il ne soit aisé d'expliquer en se rappellant les deux causes que nous avons rapportées. Il seroit inutile d'entrer dans un plus grand détail à ce sujet. Mais avant de terminer ce qui regarde l'accroissement, il est à propos d'éxaminer s'il est dû ou au développement des vaisseaux, ou à une matière qui s'interpose entre les différentes parties.

L'un & l'autre sentiment a des partisans; nous croyons cependant que l'on doit admettre le premier : 1°. parce que toutes nos parties sont composées de vaisseaux : 2°. que sans cela il arriveroit continuellement des engorgemens qui nous feroient bientôt périr. C'eſt donc ainſi que j'imagine que tout ſe paſſe. Dans l'embryon il n'y a qu'un fort petit nombre de vaiſſeaux développés ; lorſque le ſuc nourricier eſt pouſſé dans un vaiſſeau , il ne peut le dilater, qu'en même temps il ne comprime quelques vaiſſeaux, & n'en dilate quelques autres , ſuivant différentes dimenſions ; ces nouveaux vaiſſeaux dilatés recevront du ſuc nourricier , & produiront le même effet que les premiers, & ainſi de ſuite : le tout cependant proportionné , aux deux cauſes dont nous avons fait mention.

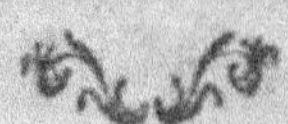

CHAPITRE V.

Des Sécrétions.

On appelle *sécrétion*, le méchanisme par lequel les différentes humeurs de notre corps sont séparées de la masse commune qui les renferme. Pour traiter avec quelque méthode une question que la diversité des sentimens, & les expériences que chacun apporte en sa faveur, rendent encore plus obscures, nous rapporterons sur trois chefs tout ce que nous avons à dire sur cette fonction : nous éxaminerons 1°. la matière, 2°. les organes, 3°. le méchanisme des sécrétions, & nous tâcherons d'appuyer notre ſentiment dans chacun de ces articles, ſur des expériences inconteſtables.

1°. Le ſang eſt la matière d'où ſont tirées toutes les différentes humeurs de notre corps ; il les renferme toutes ; à la vérité elles n'y ſont pas développées, mais elles y ſont contenues implicitement, s'il eſt permis de parler ainſi ; quoiqu'on ne puiſſe les reconnoître ni au goût ni à l'odorat. Cette vérité eſt démontrée par les deux expériences ſuivantes que nous choiſiſſons entre beaucoup d'autres, parce qu'elles ſont ſans replique. Si l'on fait une ligature aux deux artères émulgentes d'un chien vivant, il vomit peu après une *

* Cette expérience eſt une preuve démonſtrative, que l'urine ne parvient à la veſ-

liqueur parfaitement semblable
à l'urine par rapport à l'odeur &
à la couleur. La jauniſſe eſt le
plus ſouvent occaſionnée par
une obſtruction, ou un embarras
qui ſe rencontre dans les vaiſſeaux du foie deſtinés à ſéparer
la bile.

II°. On doit diſtinguer deux
organes ſécrétoires, ceux qui
ſont glanduleux, & ceux qui ne
le ſont pas. Cette diſtinction
jette beaucoup de jour dans le
méchaniſme des ſécrétions ; &
ſert de flambeau pour appercevoir les erreurs des Auteurs,
qui en voulant trop généraliſer,
ſe ſont embrouillés à ce ſujet.

Les glandes ſont un corps

ſie que par les uretères, & qu'il ne ſe fait
point de tranſſudation au travers des pores
de l'eſtomach. Voyez la Partie première de
cet Ouvrage.

vasculeux * composé de petites fibres charnues, ou plutôt tendineuses, d'une infinité de vaisseaux de toutes espèces, soutenus & divisés par différentes membranes. Ces vaisseaux sont ou communs, tels que les artères, les veines, les nerfs & les vaisseaux lymphatiques ; ou sont particuliers & propres aux glandes, sçavoir ; ceux qui servent à la sécrétion ou à l'excrétion appellées *sécrétoires* ou *excrétoires*. Il y a des glandes où les excrétoires manquent absolument. On compte aussi deux enveloppes à chaque glande ; l'une extérieure ordinairement d'un tissu peu serré ; l'au-

---

* *Corpus vasculosum, fibrillosum, & tunicatum, ex diversis vasorum complicationibus, & convolutionibus, fibrillulis carnosis, seu potiùs tendinosis, & membranulis interpositis coagmentatum.* Haller, p. 88.

tre intérieure plus ferme. On a divisé sans raison les glandes en *conglobées*, que l'on prétend être simples, & en *conglomérées*, qui sont composées de plusieurs glandes simples : celles de la première espèce n'éxistent point, puisque les glandes lymphatiques, que l'on imaginoit être simples, sont elles-mêmes composées de plusieurs cellules. Les glandes servent ou à séparer une liqueur quelconque, ou à lui servir comme d'entrepôt & de passage : mais il ne faut pas imaginer, comme l'ont pensé quelques-uns, que les humeurs ne subissent aucune préparation dans cette dernière espèce de glandes, le contraire est démontré dans les glandes lymphatiques.*

* Voyez le Chapitre précédent.

On doit réduire à deux fentimens ce qui regarde la ftructure
des glandes. Les uns, avec
Ruyſch, penſent qu'elles ne ſont
formées que de vaiſſeaux, ils ſe
fondent ſur ce que cet Auteur
par des injections, & des macé-
rations réitérées n'a découvert
que des vaiſſeaux dans les glandes. D'autres ſoûtiennent, avec
Malpighy, qu'il éxiſte une cavité intermédiaire plus ou moins
grande, où la liqueur ſéparée eſt
reçue. Ce dernier ſentiment paroît vraiſemblable ; car ſi l'on
preſſe une glande miliaire ou
ſébacée, il ſort une trop grande
quantité d'humeur pour avoir pu
être contenue dans les vaiſſeaux
ſécrétoires, & excrétoires.

Il ſe fait encore des ſécrétions dans des organes nulle-

ment glanduleux. Alors l'extrémité des artères tient lieu de
vaiſſeaux ſecrétoires & excrétoires : cette ſtructure s'obſerve dans
tous les endroits où il ſe doit
faire une ſécrétion continuelle ;
c'eſt pourquoi l'humeur de la
tranſpiration, celle que renferme
le péricarde, l'humeur aqueuſe,
&c, ne ſont point ſeparées par
des glandes ; ce qui eſt encore
une nouvelle preuve pour le ſentiment de *Malpighy*, que nous
avons adopté.

III°. Le méchaniſme par lequel ſe fait la filtration de toutes
nos liqueurs doit être le dernier
objet de nos recherches ſur la
ſécrétion. Tout ce qu'ont écrit
les Auteurs ſur cette matière peut
ſe ranger ſous deux claſſes ; les
uns Partiſans des fluides, imagi-

nent qu'ils agissent seuls dans ses sécrétions ; d'autres attribuent tout aux solides. Un court exposé de ces sentimens nous mettra en état de choisir le plus vraisemblable.

Les partisans des fluides pensent que la sécrétion s'opère ou par un ferment particulier, qu'ils supposent dans chaque organe sécrétoire ; ou par l'affinité qui se rencontre entre la matière à séparer & l'organe sécrétoire, à peu près comme lorsqu'on présente à un papier enduit d'eau un mélange d'huile & d'eau, alors l'eau seule passe ; ils croyent qu'il arrive la même chose dans nos sécrétions. L'un & l'autre de ces sentimens ne peut être admis : 1°. quant aux fermens prétendus, outre qu'il n'a jamais été possible d'en démontrer l'éxiſtence, & que d'ailleurs il faudroit avoir recours néceſſairement à l'Etre Suprême pour leur première formation, il eſt impoſſible d'expliquer dans ce ſentiment, comment une humeur peut ſe ſéparer dans un autre organe que celui qui lui eſt deſtiné, par éxemple, comment dans la jauniſſe la bile peut ſe diſtribuer dans toute l'habitude du corps, où certainement il n'y avoit point de ferment propre à faciliter ſa ſécrétion. Ce ſyſtême eſt aujourd'hui regardé comme chimérique. 2°. Pour ce qui regarde l'analogie entre la matière à ſéparer & l'organe ſécrétoire, elle n'eſt pas plus ſoutenable : car il faut dans ce ſentiment, comme dans celui des fermens, ſuppo-

fer la première éxistence de ces
humeurs analogues : on ne peut
point expliquer non plus comment lorsqu'un organe sécrétoire
a été altéré au point que l'humeur qui devoit s'y séparer , se
porte & se sépare dans un autre
endroit , on ne peut point, dis-
je expliquer pourquoi cette nouvelle sécrétion a commencé ,
puisqu'il n'y avoit certainement
point alors d'humeur analogue ,
& par quelle raison elle cesse ,
puisqu'alors il y a certainement
une humeur analogue qui devroit en faire subsister la sécrétion , tant que dureroit la vie de
l'animal. D'ailleurs l'expérience
de l'huile & de l'eau sur un
papier imbibé de l'une de ces
deux liqueurs n'a aucun rapport
avec les humeurs de notre corps,

qui, quoique d'une qualité différente, font réellement mêlées
enſemble, & conſéquemment
paſſeroient toutes par le même
couloir, ſi l'analogie ſeule de
l'humeur contenue dans le filtre
étoit la cauſe de la ſécrétion ;
au lieu que l'huile & l'eau ſont
abſolument immiſcibles. On doit
donc rejetter ces deux ſentimens ;
voyons maintenant ſi les Partiſans des ſolides ſont mieux fondés en raiſon.

On compte auſſi deux ſentimens dans ceux qui regardent
les ſolides comme l'organe immédiat des ſécrétions. Les uns
penſent que tout dépend de la
figure des vaiſſeaux ſécrétoires,
& qu'il ſe ſépare telle ou telle
humeur à raiſon de la figure de
ſes molécules intégrantes, qui,

étant ronde, ou quarrée, ou triangulaire, &c, répond éxacte- ment à la figure qui se trouve être absolument la même dans les couloirs ; ils imaginent donc que les organes sécrétoires sont autant de cribles dont les trous répondent à la figure des humeurs qui doivent se séparer. Ce senti- ment se réfute de lui-même ; car comment est-il possible que des tuyaux mous remplis d'une li- queur poussée continuellement dans leur capacité conservent une figure constante ? D'ailleurs en supposant même qu'ils la con- servassent ; pour que la sécrétion pût se faire, il faudroit que les angles des parties intégrantes des humeurs répondissent éxacte- ment à ceux des ouvertures des vaisseaux, ce que l'on ne peut pas admettre avec le mouvement continuel de toutes les parties de notre corps : outre cela rien n'empêcheroit des liqueurs d'une infinité de figures, quoique différentes, de passer par le même orifice, pourvu que le plus grand diamètre de leurs parties se trouvât plus petit que l'orifice du vaisseau sécrétoire. Les autres sans s'embarrasser de la figure des vaisseaux, croyent que tout dépend de leur diamètre plus grand ou plus petit ; & du mouvement du sang accéléré ou retardé. Ce sentiment nous paroît le plus probable : il fournit l'explication de tout ce qui regarde les sécrétions. La seule objection qui paroisse d'abord l'ébranler, est qu'il semble difficile en l'admettant, de comprendre com-

ment des humeurs grossières
pourront se séparer, puisque les
plus fines, confondues avec elles,
devront enfiler la route des mêmes vaisseaux sécrétoires. Cette
objection quoique spécieuse, se
détruit aisément, si l'on suppose
des vaisseaux sécrétoires secondaires; car lorsque les parties grossières auront été séparées, mais cependant mêlées encore avec celles qui sont plus ténues, alors ces
vaisseaux secondaires ne donne-
ront passage qu'aux parties les
plus fines, & celles qui sont plus
grossières suivront la route qui
leur est destinée.

Tel est donc le méchanisme
par lequel nos humeurs se séparent : lorsque le sang a été poussé à l'extrémité des artères, la
diminution de son mouvement

facilite la défunion des parties
qui le compofent ; alors il fe
rencontre deux efpèces de vaiffeaux, fçavoir, les veines, * &
les vaiffeaux fécrétoires : ces
vaiffeaux portent l'humeur féparée dans la glande,** lorfqu'il s'en
rencontre, ou font par leur autre extrémité la fonction de vaiffeaux excrétoires, comme, par
exemple, dans la tranfpiration
infenfible.

Il eft aifé, d'après ce que nous
venons de dire, d'expliquer tout
ce qui regarde les fécrétions ;

* Ce que nous avançons ici eft vrai pour
toutes les fécrétions, excepté celle de la
bile, dans laquelle le fang eft apporté par
une veine, comme nous l'avons dit dans la
première Partie.

** Pour que l'humeur féparée ne fe cor-
rompe point dans la cavité de la glande, où
elle eft en dépôt, on rencontre des vaiffeaux
abforbans deftinés à reporter la liqueur dans
le torrent de la circulation.

sur-tout si l'on veut ajoûter aux deux causes principales que nous avons rapportées, la distance du cœur & de l'organe sécrétoire, la contexture de cet organe, les différens angles des vaisseaux, &c.

On appelle *excrétion* l'action par laquelle l'humeur séparée est fournie pour l'usage auquel elle est destinée. Pour que cette action s'éxécute, les glandes ou les parties qui en tiennent lieu, doivent être comprimées alternativement, alors il se fait un abord d'esprits animaux, mais qui ne doit pas être trop abondant; car dans ce cas le ton des vaisseaux excrétoires se trouveroit augmenté au point de supprimer toute excrétion, comme on voit dans une chaleur brulante, ou lorsqu'on fait usage de purgatifs trop forts ; alors il ne se fait aucune excrétion par rapport au froncement de toutes les parties.

CHAPITRE VI.

De la Génération.

TOUS les corps qui éxistent, se perpétuent par le moyen de la génération ; & la nature y a attaché un plaisir plus vif qu'à toutes les autres fonctions, sans doute à raison de son importance. Dans tous les animaux on distingue des parties mâles & femelles, & quoique dans certaines espèces, elles se trouvent réunies dans le même sujet, cependant ces animaux ont besoin du

ſecours de leur ſemblable pour
ſe reproduire ; ils donnent &
reçoivent par des organes différens la liqueur prolifique. Cette
diſtinction des parties mâles &
femelles s'obſerve auſſi dans les
végétaux , & peut - être même
ſubſiſte-t-elle juſques dans les
minéraux, quoiqu'on ne l'ait point
encore découverte.

Sans vouloir nous écarter de
notre objet par des diſcuſſions
plus curieuſes qu'utiles, nous
diviſerons en cinq articles principaux tout ce que nous avons
à dire ſur la génération : dans le
premier, nous expoſerons ſuccinc-
tement la ſtructure des parties
de l'homme & de la femme: dans
le ſecond , nous éxaminerons le
jeu, l'uſage de ces parties : dans
le troiſième nous traiterons de

la conception, & nous ferons
mention à ce sujet des différentes opinions des Auteurs : dans
le quatrième nous parlerons de
la nourriture du fétus, & de sa
conformation : le cinquième enfin renfermera ce qui regarde
l'accouchement. Les bornes que
nous nous sommes prescrites
dans cet ouvrage ne nous per-
mettront pas de nous étendre
beaucoup sur chacun de ces
articles ; nous tâcherons cependant de ne rien omettre des principales choses qui regardent une
fonction à laquelle nous devons
notre naissance & nos plaisirs.
Nous éloignerons tout ce qui
pourroit allarmer la pudeur de
certaines personnes ; & nous n'a-
vancerons rien, que nous ne
croyons indispensable de dire.

*Quod restat, non bilem aut lasci-
viam moveat tibi sermo Medicus;
quandoque extra verecundiæ limi-
tes, ad lascivorum opinionem, pro-
grediens; argumentum enim rei
talia verba requirebat, quæ rigido
tantùm censori fœda & obscœna
videbuntur; puris autem pura erunt
omnia.* *

Iº. On divise ordinairement
les parties de la génération de
l'homme en externes & en internes; nous croyons devoir suivre un ordre différent pour faire retenir plus aisément leur
usage : c'est dans cette vûe que
nous rangerons ces parties sous
quatre classes, les unes appor-
tent le sang à l'organe sécrétoire, ce sont les vaisseaux sper-

* *Spermatologia à D. Mart. Schurigio, in fin.
Præfat.*

natiques ; les autres féparent cet-
e liqueur , ce font les tefticules
& les épididymes ; les troifièmes
confervent , & donnent toute la
perfeûion requife à la femence ,
ce font les vaiffeaux déférens ,
& les veficules féminales ; les
quatrièmes enfin donnent paffage à cette liqueur , c'eft le membre viril & le canal de l'urèthre.

Le cordon des vaiffeaux fpermatiques , de chaque côté , eft
compofé d'une artère & d'une
veine. L'artère vient de l'aorte
au-deffous des émulgentes : en
defcendant elle fe divife en plufieurs rameaux , & fe fubdivife
en une infinité de petits , dont
la fineffe & la longueur concourent à retarder le mouvement du
fang , & conféquemment à faci-

liter la réunion des particules deftinées à former la femence : lorfque le fang a féjourné long-temps il eft repris par les veines fpermatiques, qui viennent fe réunir à la veine-cave, & à la veine émulgente.

Les tefticules font ordinairement au nombre de deux, quoiqu'il s'en trouve quelquefois trois, & d'autres fois feulement un ; ils font renfermés * dans une bourfe appellée *fcrotum*, ou les *bourfes*, compofée de fibres mufculaires nommées *dartos* ; elle eft garnie de poils dans l'âge de puberté. Les tefticules font recouverts par le mufcle *cremafter*,

* Ils n'y defcendent qu'à un certain âge, plutôt ou plus tard, à raifon de la force de l'enfant. Il eft même conftant par nombre d'obfervations, qu'il y a beaucoup de perfonnes, chez lefquelles ils ne defcendent jamais.

à qui la plûpart des Anatomistes
ont donné le nom de membrane
érythroïde & par les tuniques
vaginale, & albuginée ; ils sont
composés de petits vaisseaux si
fins, que leur longueur égale
celle de trois cens aunes ; ce
qui doit nous faire imaginer
qu'il n'y a point de cavité intermédiaire dans la substance des
testicules. Le sang leur est apporté, comme nous l'avons dit, par
les artères spermatiques, & est
repris par des veines qui portent
le même nom, après avoir séjour-
né long-temps, & fourni la semence.

Cette liqueur destinée à nous
reproduire, avance lentement,
& est aidée dans ses mouvemens par la contraction des fibres des vaisseaux, & par la li-

queur qui presse postérieurement.
Alors ces vaisseaux sécrétoires
forment en se réunissant les épididymes, qui recouvrent les testicules : là se rencontre un
nombre considérable de petits
vaisseaux, moins fins cependant
que dans les testicules.

Après que la semence les a
tous parcourus, elle parvient enfin aux vaisseaux déférens, qui en
passant par les anneaux du muscle grand oblique, conduisent
la liqueur séminale dans les vésicules destinées à la conserver
pour le besoin : d'où elle sort par
deux petites ouvertures, que l'on
trouve près le *verumontanum*, &
qui servent de valvules pour
empêcher l'écoulement continuel de cette liqueur par le canal de l'urèthre : il ne faut ce-

pendant pas croire que la semence soit toujours poussée au-dehors, elle est reprise quelquefois par des vaisseaux absorbans, & nous donne pour lors une nouvelle vigueur. C'est au défaut de ces vésicules que l'on doit attribuer la longueur du temps qu'employent les chiens, les chats, & quelques - autres animaux, lorsqu'ils s'unissent.

Tels sont les organes destinés à la sécrétion de cette liqueur précieuse, dont on distingue deux espèces, l'une qui est proprement la semence, & l'autre qui ne lui sert que d'enveloppe & de véhicule. La première est séparée dans les testicules, elle est visqueuse, blanche, composée, si l'on en croit les Auteurs, d'une grande quantité de souphre très-atténué, délayé dans un peu de phlegme : * la seconde est fournie par les prostates, & par les glandes de *Cowper*, & de M. *Littre* D. M. P. elle est destinée à délayer la première, & à lui faciliter les moyens de parvenir jusqu'à la matrice : elle contribue peut-être à augmenter le plaisir par les chatouillemens qu'elle peut exciter, mais ne peut jamais servir à la génération : aussi observe-t-on constamment que ceux qui sont privés de leurs testicules, ou qui les ont mal conformés, sont absolument inhabiles à la génération, quoique cependant cette humeur secondaire se sépare chez eux.

* On a cru pendant un temps qu'elle contenoit des vers ; mais M. *Néedam* a découvert depuis que ces prétendus vers étoient des corps à ressort.

La situation & la figure externe du membre viril sont trop
connues pour nous y arrêter ici ;
nous nous contenterons d'éxaminer sa structure ; il est composé de deux corps nommés
caverneux : ces deux corps sont
formés de différentes cellules qui
se communiquent entr'elles : ils
sont distincts à leur origine ; ils
commencent à la partie inférieure des os pubis , & s'unissent en
s'avançant, ils sont disposés de
façon qu'ils forment inférieurement un sillon rempli par un canal membraneux , connu sous le
nom d'*urèthre* , & continu à la
vessie : ce canal est un peu plus
ample à son origine , mais devient bientôt cylindrique ; il est
recouvert par deux membranes,

au milieu defquelles eft une fubftance celluleufe, qui fe dilate
à l'extrémité pour former ce
qu'on appelle le *gland*, qui eft
un peu relevé poftérieurement,
à l'endroit nommé fa *couronne*.
Le membre viril eft donc compofé de trois corps qui forment
une efpèce de triangle : il eft
recouvert par les enveloppes
communes, qui font ici beaucoup plus lâches que dans toutes les autres parties de notre
corps, afin de pouvoir prêter
dans le temps de l'érection : cette
peau eft repliée fur le gland, &
c'eft ce qu'on nomme le *prépuce*,
qui eft attaché à la partie inférieure de la verge par le frein ;
fuivant que le frein eft plus ou
moins ferme, il permet plus ou

moins aifément au gland de fe découvrir. *

Tout cet appareil de vaiffeaux dans l'homme auroit été inutile, s'il ne s'étoit trouvé un champ propre à recevoir cette femence préparée avec tant de foin, & à lui fournir tout ce qui lui étoit néceffaire pour fon développe- ment. C'eft à quoi font deftinées les parties de la génération dans la femme.

On doit les divifer en inter- nes & en externes. D'abord pa- roît une fente perpendiculaire,

---

* Le prépuce eft deftiné à conferver au gland fa fenfibilité : quelques Auteurs lui avoient attribué un ufage différent, mais c'étoit fans raifon ; ils fe fondoient peut-être fur ces vers d'un Auteur inconnu.

Tantùm fræna duo natura Deufque dedêre ;
Hoc linguam neftit, mentulam & illud habet,
Linguæ ut velocis celeres moderentur habenæ,
Infanæ ut Veneris contineatur amor.

Riv

dont les côtés sont appellés *grandes lèvres* : la partie supérieure de cette fente nommée le *mont de Vénus*, est garnie de poils aussi bien que les lèvres, elle est fort grasse, vraisemblablement pour former une espèce de coussin, & empêcher la douleur, qui auroit été excitée lorsque les os pubis de l'homme & de la femme s'approchent : la partie inférieure est terminée par un frein qui forme la fosse naviculaire ; ce frein se déchire quelquefois dans l'accouchement, il est plus tendu chez les filles. En écartant les grandes lèvres, on apperçoit à la partie supérieure de la fente, dont nous avons parlé, une éminence nommée *clitoris*, semblable au membre viril, mais qui en diffère par sa petitesse, & parce qu'il n'est point percé pour laisser passer l'urine, qui coule par un autre endroit. Cette partie que l'on dit être le principal siége du plaisir, & qui n'est ordinairement au plus que de la grosseur de la moitié du petit doigt, est quelquefois augmentée * au point, qu'on le prendroit pour celle d'un sexe différent : alors les femmes sont exposées à des fureurs utérines, qu'il est souvent difficile d'appaiser : ces fureurs n'ont d'autre cause que le frottement continuel où cette partie est exposée par sa longueur.

Le clitoris, ainsi que le membre viril, est composé de deux

* C'est sans doute de-là que viennent les fables que l'on a rapportées sur les hermaphrodites qui n'ont jamais éxisté.

corps caverneux, & recouvert
d'un prépuce, qui donne naissance aux nymphes, faites pour diriger l'urine & augmenter le
plaisir : elles sont assez semblables à des crêtes de coq ; leur
grandeur varie ; elles croissent
quelquefois, sur-tout dans les
pays chauds, au point que les
femmes sont obligées de se les
faire couper, ce qui entraîne
peu d'inconvéniens. Derrière les
nymphes supérieurement est l'orifice de l'urèthre, qui est beaucoup plus court dans les femmes que dans les hommes ; inférieurement est le vagin, dont
l'ouverture est fermée par une
membrane appellée *hymen*, percée d'un petit trou pour le passage des règles : cette membrane
se rompt ordinairement aux pre-

mières approches ; & forme par son déchirement les caruncules myrthiformes ; elle eſt un des ſignes les moins équivoques pour conſtater la virginité, ce qui ſouffre cependant encore beaucoup de difficultés. Dans le voiſinage de l'urèthre ſe rencontrent les orifices des glandes proſtates, qui ſont plus petits dans les filles ; c'eſt par ces orifices que coule une humeur* deſtinée à lubréfier les parties, à ſervir de véhicule & d'enveloppe à la ſemence, & à multiplier les plaiſirs des femmes.

La principale des parties internes de la génération chez les femmes eſt la matrice : elle eſt

---

* On a pris pendant un certain temps cette humeur pour la ſemence des femmes ; mais on eſt revenu de cette erreur.

presque triangulaire, fort petite chez les filles, plus grande
chez les femmes qui ont eu
plusieurs enfans, & d'un volume très-considérable dans les
derniers temps de la grossesse.
Elle est située entre la vessie, &
l'intestin rectum : les fibres qui
la composent sont disposées en
tous sens, & d'un tissu fort serré :
on y observe outre sa cavité intermédiaire trois ouvertures, l'une
inférieure, qui communique avec
le vagin, * les deux autres connues sous le nom de *trompes de
Fallope*, elles sont situées aux
parties supérieures & latérales de

---

* Le vagin est un canal membraneux plus
ou moins long, composé de fibres charnues,
rempli de vuides à peu près semblables à la
tunique veloutée des intestins : ces rides facilitent la dilatation de ce canal lors de l'accouchement, & *sunt veneris irritamenta* : elles
s'effacent par les accouchemens répétés, &c.

la matrice : mais pour mieux entendre ce que nous avons à dire
sur les trompes, il faut parler des
ligamens de la matrice. On en
compte quatre, deux ronds &
deux larges : on avoit imaginé
qu'ils empêchoient la matrice de
descendre ; mais un éxamen plus
attentif de leur position a démontré au contraire qu'ils rapprochent
la matrice de la partie inférieure
dans le tems de la jonction de
la femelle avec le mâle : les ligamens ronds s'attachent aux
parties latérales & supérieures de
la matrice, qu'ils contiennent
ainsi tendue pour l'empêcher de
se jetter d'un ou d'autre côté, sur-
tout dans le temps de la grossesse ; ils viennent se terminer en
patte d'oye aux grandes lèvres,
près du clitoris, & s'étendent

quelquefois jusqu'aux cuisses, en passant par l'anneau du muscle grand oblique : ils servent particulièrement à entretenir un commerce entre les parties externes, & les internes. Les ligamens larges sont des replis ou des allongemens du péritoine, ils ne ressemblent pas mal à des ailes de chauve-souris, ils sont attachés comme les premiers, & servent d'appui aux trompes de *Fallope*, & aux ovaires. Les trompes, ainsi nommées par rapport à leur figure, s'ouvrent dans la matrice, leur canal s'élargit à mesure qu'il s'avance, il est renfermé dans le ligament large, mais son autre extrémité est flottante, c'est ce qu'on appelle le corps frangé, ou *morsus diaboli* : dans le temps de l'accou-

plement, ce corps frangé em-
braſſe éxactement l'ovaire, que
l'on avoit appellé les teſticules
des femmes : ces ovaires ſont
compoſés d'un nombre infini de
petites véſicules, qui renferment
toutes une liqueur ſemblable au
blanc d'œuf.

Telles ſont les parties de l'un
& l'autre ſèxe déſtinées à la génération ; le peu que nous en
avons dit ſuffira pour en entendre le méchaniſme.

II°. Pour être propre à ſe reproduire, il faut dans l'un & dans
l'autre ſèxe un certain degré de
force, qui ne vient qu'avec l'âge,
c'eſt ce qu'on entend par le nom
de *puberté* ; alors les humeurs
devenues plus âcres, picotent,
irritent les parties deſtinées à
cette importante fonction, &

conséquemment excitent des dé-
sirs plus ou moins vifs. Dans les
hommes cette disposition se manifeste par un changement qui
survient dans leur voix, par un
dégout pour leurs anciens jeux,
par la barbe qui commence à
pointer ; cela arrive plutôt ou
plus tard suivant les tempéramens, & les pays, rarement
avant treize ans, & plus tard
que dix-huit. Dans les femmes
cette disposition à devenir meres
est beaucoup plus hâtive, ce
qui vient de la flexibilité de leurs
parties, qui leur fait prendre
leur croissance plus promptement. Ce qui caractèrise plus su-
rement chez les femmes cette
aptitude à se reproduire, est l'arrivée des règles.*

* Il y a cependant de éxemples de femmes

Cette évacuation eſt fournie par les veines, ou plutôt par les eſpaces intermédiaires que nous avons admis entre les veines & les artères : ce ſang coule de la matrice & du vagin ; ce qui eſt prouvé par les femmes qui ſont réglées dans les premiers mois de leur groſſeſſe, quoique leur matrice ſoit éxactement fermée. Plus une fille eſt robuſte & laſcive, plus elle prend promptement ſa croiſſance, plutôt auſſi les régles paroiſſent. Car leur cauſe n'eſt autre que la plénitude. Cet écoulement commence ordinairement depuis douze juſ-

qui ſont devenues groſſes, quoiqu'elles n'euſſent jamais été réglées ; mais ces éxemples ne ſont que des exceptions à la régle générale, & de plus il eſt conſtant, que chez ces femmes il y avoit quelqu'autre évacuation, qui tenoit en quelque ſorte lieu de règles.

qu'à quinze ans, & ceſſe ver
cinquante, par rapport à la rigi
dité trop grande des fibres, qu
ne leur permet plus de ſe dila
ter : on doit auſſi diſtinguer cha
que révolution du flux menſtruel
qui dure depuis huit jours juſqu'
deux, & qui revient tous les moi
ou toutes les trois ſemaines. Il
y a beaucoup de variétés à rai
ſon des tempéramens, du pays
de la ſaiſon, de l'âge & de l'é
xercice. En général, plus une
perſonne eſt jeune & délicate,
plus le ſang eſt ténu, & d'un
rouge peu foncé : de plus au
commencement de chaque ré
volution, le ſang eſt plus pâle,
ce qui eſt une ſuite néceſſaire de
la dilatation plus ou moins grande des vaiſſeaux qui fourniſſent
ce ſang, & laiſſent conſéquem-

ment paſſer plus ou moins de partie rouge. Nous ne nous ar- rêterons pas ici à réfuter le fen- timent de ceux qui croyoient que la lune avoit quelque part à cette évacuation, ce fentiment, auſſi-bien que celui des levains ou fermens n'eſt plus admis par perſonne, pour peu qu'il ſoit au fait de l'économie animale. Le feul point qui nous reſte à dif- cuter eſt de ſçavoir s'il faut pour que les règles paroiſſent, qu'il y ait une pléthore univerſelle, ou ſi elle eſt feulement locale: la pléthore univerſelle n'eſt né- ceſſaire que pour la première éruption, qui n'eſt dûe, comme nous venons de le dire plus haut, qu'à la ſurabondance de ſucs, qui s'amaſſent dans les filles, lorſqu'elles ſont preſque parve-

nues à la grandeur qu'elles doivent avoir ; mais quant à l'évacuation qui se fait tous les mois
à peu-près, il ne faut point du
tout avoir recours à la pléthore
générale ; le contraire est démontré par ce qui s'observe tous les
jours chez les femmes délicates
& phthisiques, qui sont réglées,
quoique certainement il n'y ait
point chez elles de plénitude
générale : d'ailleurs si la pléthore
universelle pouvoit seule faire
couler les règles lorsque les
femmes ont mangé, la quantité
du sang qui est formée par le
chyle devroit faire paroître les
règles, ce qui cependant n'arrive point. Il faut donc avoir simplement recours à la pléthore locale, qui se fait insensiblement

dans la matrice*, & qui, lorsqu'elle
est venue jusqu'à un certain point,
force le ton des vaisseaux, & laif-
se échapper le sang surabondant.
La structure de la matrice, la
délicatesse de ses vaisseaux concourent à faciliter cet amas de
sang, qui coule en plus grande
abondance à choses égales, chez
les femmes qui mangent beaucoup d'alimens nourriffans, &
qui font peu d'éxercice : auffi les
femmes de la campagne, ou celles, qui font forcées de travail-
ler beaucoup, & qui conféquemment tranfpirent davantage, ont-
elles peu de régles. Il eft aifé

____

*Il eft conftant par beaucoup d'obferva-
tions, que quelques femmes ont leurs régles
par d'autres endroits que par la matrice :
mais cela vient d'une difpofition particulière, qui ne détruit point la règle générale.

de fentir par ce que nous venons de dire, pourquoi à l'approche de leurs règles les femmes ont plus de tempérament; pourquoi leur gorge groffit; pourquoi elles ont des étourdiffemens; pourquoi elles fentent une laffitude par tout le corps, & fur-tout aux parties inférieures? Une légère attention fur la diftribution des nerfs, & fur leur communication fournira l'explication de tous ces phénomènes; auffi bien que des caufes qui peuvent accélérer ou retarder cette évacuation. Les Anciens avoient imaginé que cet écoulement fervoit à débarraffer les femmes d'un fang d'une mauvaife qualité; bien des gens, peu inftruits à la vérité, imaginent encore que des femmes dans cet état font capables de

faire tourner le vin, la bière,
&c, mais ce préjugé n'est absolument point fondé; à la vérité
dans les pays chauds il arrive
quelquefois, que les femmes
sentent quelques légeres cuissons
dans ces temps-là; mais cela
ne vient que de leur peu de soin,
& de l'âcreté des humeurs. Il
faut donc regarder cette évacuation, comme une espèce de
corps de réserve, que la nature
s'est ménagé, afin de pouvoir
nourrir un enfant sans intéresser
la santé de sa mère, qui lorsqu'elle n'est point grosse se débarrasse tous les mois par la matrice de cette surabondance des
sucs nourriciers qui lui devient
inutile. Il ne faut cependant pas
imaginer que le fétus se nour-
risse immédiatement de ce sang,

nous verrons plus bas que ce
fang eft feulement la caufe oc-
cafionnelle des fucs nourriciers,
qui lui font deftinés de la même façon, qu'il eft la caufe auffi
de la fécrétion du lait.

Lors donc que l'homme &
la femme font parvenus à l'âge
de puberté, l'irritation légère
qu'ils reffentent dans les parties
deftinées à les reproduire, excite
en eux des defirs, qui font fouvent aidés par la vûe, le toucher & l'imagination plus ou
moins vive : cette difpofition
organique excite dans l'homme
l'érection, dont la caufe eft fuivant *Graaf*, l'interception du
fang, que fournit le plexus de
veines qui fe rencontrent à la
racine de la verge, & communiquent aux corps caverneux ;
cette

cette érection produit une distension dans les nerfs, dont la sensibilité se trouve augmentée.
Chez les femmes la même chose
s'observe dans le clitoris ; de
plus, dans l'un & l'autre sèxe
les parties environnantes se gonflent ; leur sensibilité & leur
chaleur augmente. Tout les in-
vite à se satisfaire ; la nature même semble avoir gradué les plaisirs, & augmenté les desirs, afin
d'engager à terminer une action,
de laquelle dépend la conservation de l'espèce. Les mouvemens
réitérés déterminent la liqueur
à sortir, mais elle ne sort que
par secousses par rapport à la contraction spasmodique des muscles appellés *accélérateurs* dans
l'un & dans l'autre sèxe. La quantité d'esprits animaux qui se sont

dissipés fait cesser la contraction de toutes les parties , qui rentrent dans l'état où elles étoient précédemment , plus lentement cependant chez les femmes que chez les hommes. Un usage peu modéré des femmes entraîne mille inconvéniens qui doivent tous se rapporter à la dissipation des esprits , à la gêne de la circulation du sang , & à la compression des nerfs , qui se distribuent aux parties inférieures.

III°. Le but de la nature dans la fonction dont nous venons de parler , est de reproduire de nouveaux êtres semblables à leurs parens, & propres à en former d'autres à leur tour. Quoiqu'elle soit attentive à tout ce qui peut nous être utile, elle ne fait bien voir sa magnificence que dans ce qui regarde la génération ; on pourroit peut-être même l'accuſer de prodigalité.

On a beaucoup imaginé de ſyſtêmes juſqu'à préſent ſur la manière dont s'opère la fécondation : mais juſques ici on n'a pas lieu d'être ſatisfait des diverſes opinions que l'on a avancées ſur cette matière ; il ſemble que la nature ait couvert d'un voile impénétrable le méchaniſme, d'une fonction qui fuit les regards , & qui ne ſe fait jamais ſi bien que dans le myſtère & l'obſcurité.

Les Anciens imaginoient que les matières propres à nous reproduire voltigeoient dans l'air , & que les femmes en reſpirant les recevoient dans leur corps; qu'elles étoient portées par le

torrent de la circulation vers les
ovaires , où elles n'attendoient
que la semence de l'homme pour
être fécondées ; ce sentiment que
l'on a semblé vouloir renouvel-
ler de nos jours, est ingénieu-
sement réfuté dans une petite
brochure intitulée *Lucina sine
concubitu.* D'autres , fondés sur la
division qu'ils faisoient de toutes
les parties de notre corps en
spermatiques & sanguines , ont
cru que le sang servoit à la formation de celles-ci , & que les
autres étoient le produit de la
semence. Quelques-uns ont pensé que chacune des parties de
notre corps envoyoit des molécules semblables à la partie d'où
elle venoit , & dont l'assembla-
ge formoit le fétus. Le peu de
vraisemblance de toutes ces opi-

nions nous dispense de les réfuter.

On est aussi peu d'accord parmi les Modernes sur la manière
dont on doit expliquer la fécondation ; les uns ont cru que la
semence renfermoit des vers,
mais M. *Néedam* a demontré que
ces prétendus vers étoient des
petits corps à ressort : dans l'un
& l'autre de ces sentimens, on
croit que la semence de l'homme renferme seule le germe du
fétus, & que la mère ne fournit
que les enveloppes, le cordon
ombilical & la nourriture. Ceux
qui soutiennent cette opinion,
se fondent sur ce que ces petits
corps à ressort ne se découvrent
que dans la semence proprement dite, & chez ceux qui sont
en état de faire des enfans ; &

qu'on n'en obferve point dans ceux qui font ou trop jeunes, ou trop vieux, ou d'une mauvaife fanté. Lors donc que la femence eft parvenue dans la matrice, elle paffe par la trompe de *Fallope* pour féconder un œuf contenu dans l'ovaire, un de ces petits corps s'infinue dans une fente qui fe trouve conftamment dans chacune des petites véficules ou œufs, cette petite véficule fe gonfle, & defcend dans la matrice par la trompe de *Falloppe*. D'autres ont penfé que la femme contenoit le fétus tout fait, qui n'avoit plus befoin que d'être fécondé par la femence du mâle, qu'ils ont nommée *aura feminalis* : la femence, fuivant quelques-uns des Partifans de ce fyftême, parvient à l'ovaire par les trompes de *Fallope* ; suivant d'autres elle est portée par la circulation. Il y a des Auteurs qui ont imaginé, que la fécondation étoit le produit du mélange de la semence du mâle & de la fémelle ; ils prétendent expliquer par-là beaucoup plus aisément tous les phénomènes de la génération, & sur-tout ce qui regarde les monstres.

Ce seroit perdre du temps que d'apporter les raisons par lesquelles chacun prétend appuyer son système. On trouve tout cela assez bien expliqué dans un petit ouvrage, intitulé l'*Art de faire des Garçons* ; l'Auteur a sçu faire sentir le faux de chacun de ces systêmes ; à la vérité, celui qu'il propose n'est pas plus certain, quoiqu'il l'ait présenté d'une façon très - spécieuse.

Pour nous ; nous croirions manquer à ceux pour qui nous écrivons, si nous avançions quelque chose qui ne fût point appuyé sur des expériences constantes, nous nous contenterons donc de rapporter les faits.

Dans le temps de la conception la trompe de *Fallope* embrasse étroitement l'ovaire par rapport à la contraction de son corps frangé, autrement dit, son pavillon ; la matière contenue dans la petite vésicule s'obscurcit, & s'épaissit: alors la vésicule étant augmentée de volume sort de sa place, & redescend par la trompe de *Fallope* dans la matrice. Ces faits sont constatés par des expériences réitérées, que l'on ne peut révoquer en doute.

IV°. Lorsqu'une femme a conçu, fa groffeffe fe manifefte par les fignes fuivans, qui paroiffent fucceffivement, & qui ne s'obfervent cependant pas chez toutes les femmes. L'orifice inférieur de la matrice fe bouche par une humeur vifqueufe, qui fe fépare dans des glandes fituées au col de la matrice, les règles fe suppriment ou diminuent au-moins confidérablement; les femmes ont de l'averfion pour les plaifirs de l'amour, fentent des douleurs dans les reins, ont des frémiffemens par tout le corps, des naufées, des envies de vomir, fouvent de l'appétit pour des mauvaifes chofes, leur gorge augmente, leur vifage fe décolore : tous ces fignes font cependant fort équivoques, puifqu'une

fuppreffion peut produire tous
les mêmes accidens : auffi eft-il
fort difficile de porter un jugement certain fur l'état des femmes, & d'avoir des fignes qui
démontrent clairement qu'elles
font groffes.

La nourriture du fétus ne peut
être bien entendue, fi l'on ignore
en quoi il diffère d'un adulte, &
de lui-même lorfqu'il eft né. C'eft
pourquoi avant que d'expofer ce
que nous avons à dire fur la façon dont il eft nourri dans le
ventre de fa mère, nous croyons
devoir faire mention des parties
qui lui font propres.

Les premières de toutes font
les membranes qui l'envelop-
pent ; on en compte deux, fçavoir, le *chorion* qui eft à l'extérieur, & *l'amnios* qui eft à l'inté-

rieur. Quelques Auteurs ont pensé qu'il y en avoit une troisième nommée *allantoïde*, dont l'usage étoit de conserver l'urine, comme on l'observe dans les autres animaux ; mais nous ne croyons pas devoir l'admettre, 1°. parce que jusqu'ici aucun Anatomiste ne l'a découverte ; 2°. parce que l'ouraque n'est point percé dans le fétus, & ne sert qu'à soutenir la vessie ; 3°. de plus il y a tout lieu de croire que le fétus ne rend aucune urine ni aucune matière, tant qu'il est renfermé dans le ventre de sa mere, ce qui vient sans doute du défaut de respiration. Ces deux membranes sont celles qui enveloppoient l'œuf dans l'ovaire ; elles renferment le fétus, & une humeur de la nature du suc nourricier.

Le cordon ombilical eſt formé de deux artères & d'une
veine ; le diamètre de la veine
eſt plus grand que celui des deux
artères priſes enſemble : ces vaiſſeaux ſe diviſent en une infinité
de petits rameaux pour former
le *placenta*, ou arrière-faix, qui
s'attache ordinairement à la partie ſupérieure de la cavité de la
matrice. Quelques Auteurs ont
prétendu qu'il y avoit une communication entre les vaiſſeaux de
la mère & ceux du placenta :
mais un éxamen plus attentif a
fait voir que jamais les injections
ne pouvoient pénétrer du fétus à
la mère, ni de la mère au fétus ;
ce n'eſt donc point à cette anaſ-
tomoſe, que l'on doit attribuer
la mort d'un enfant dont la mère
périt par une hémorrhagie ; ce

n'eſt point alors le défaut de
ſang qui fait mourir l'enfant,
c'eſt le manque de ſucs nourriciers ; les pertes qui ſurviennent
aux femmes lorſqu'elles ſont accouchées, ne prouvent point non
plus cette communication, puiſque ces évacuations, appellées
vuidanges, ne viennent que du
déchirement des vaiſſeaux de la
matrice.

On doit ranger les parties
internes propres au fétus ſous
deux claſſes, ſçavoir, celles qui
ſont deſtinées à la circulation du
ſang, qui ſe fait chez lui d'une
façon différente, & celles qui
ont d'autres uſages, ou dont la
conformation, n'eſt pas comme
dans ceux qui ont reſpiré.

Les parties deſtinées à la circulation du ſang dans le fétus

sont 1°. le trou oval ou *botal* du nom de son inventeur, qui établit une communication de l'oreillette droite à l'oreillette gauche; 2°. le canal artériel qui va de l'artère pulmonaire à l'aorte; 3°. le canal veineux qui part de la veine ombilicale pour se rendre à la veine-cave : toutes ces parties s'oblitèrent, lorsque l'enfant est venu au monde.

Voici donc comment se fait la circulation du sang dans le fétus. Le sang en sortant du ventricule droit est poussé dans l'artère pulmonaire, d'où il parvient à l'aorte par le canal artériel; il s'en distribue cependant dans le poumon une petite quantité, qui est rapportée à l'oreillette gauche par la veine pulmonaire; mais comme cette quantité de

ſang n'auroit pas été ſuffiſante
pour dilater le ventricule gauche, il vient de nouveau ſang
par le trou oval ; alors ce ſang
ſort du ventricule gauche pour
entrer dans l'aorte, lorſque l'aorte ſe diviſe en artères iliaques,
les artères ombilicales commencent, le ſang entre pour la plus
grande partie * dans leur cavité, & va ſe diſtribuer dans une
infinité de ramifications, qui ſervent à former le placenta, &
s'anaſtomoſent avec les veines
ombilicales, qui d'un nombre
infini de rameaux ſe réuniſſent
en un ſeul tronc appellé *veine
ombilicale* ; avant de s'implanter
dans le ſinus de la veine-porte,

---

* On explique par-là pourquoi, à choſes
égales, les parties inférieures ſont beaucoup
moindres dans un enfant nouveau né, que
les ſupérieures.

elle fournit le canal veineux, par lequel le sang est porté di-rectement à la veine-cave immé-diatement au-dessous du diaphra-gme. Il est aisé de concevoir la cause de cette différence que l'on observe dans la circulation du fétus; elle vient de ce que les vésicules du poumon, n'ayant point encore été dilatées, les vaisseaux qui s'y distribuent en très-grand nombre sont repliés, & hors d'état conséquemment d'admettre le sang, qui auroit produit des engorgemens mor-tels, s'il n'y avoit pas eu une décharge.

Les autres parties propres au fétus, sont 1°. le foye dont le volume est plus grand, parce qu'il n'a pas été encore comprimé par le diaphragme : 2°. le *thymus*

appellé *ris* dans le veau, qui eſt
ſitué entre les deux lames du
médiaſtin; on ne connoît point
encore ſon uſage, à moins qu'on
n'imagine, avec l'Auteur d'un
Mémoire imprimé dans les Mémoires de l'Académie des Sciences, année 1733, que la liqueur
renfermée dans la poitrine du
fétus eſt ſéparée par cette glande: 3°. l'ouraque, que nous avons
dit n'être point un canal: 4°. les
capſules atrabilaires, ou les reins
ſuccenturiaux, qui ſont beaucoup plus gros dans le fétus
que dans l'adulte; on eſt peu
au fait de leur uſage; peut-être
ſont-ils deſtinés à fournir une
lymphe au ſang qui revient des
parties inférieures, ou bien ſer-
vent-ils à empêcher l'urine de ſe
ſéparer dans les reins du fétus,

qui rend peu ou point d'urine ?
ce dernier fentiment paroît plus
vraifemblable , parce que ces
reins fuccenturiaux ne font pas ,
à beaucoup près , fi gros , proportion gardée , dans la plupart
des animaux qui ont une membrane allantoïde , & qui urinent
dans le ventre de leur mère.

Ce que nous venons de dire
fur fes différences , qui fe rencontrent entre les parties du fétus , & celles d'un adulte , nous
mettra en état de mieux entendre la manière dont il fe nourrit ;
il faut encore , pour plus grande
précifion , diftinguer trois temps
différens depuis l'inftant où il eft
defcendu dans la matrice , jufqu'au moment de l'accouchement. Le premier eft celui dans
lequel il flotte dans la cavité

de la matrice ; le second est celui où il s'attache, mais sans
que ses viscères soient encore
tout-à-fait formés ; le troisième
enfin est lorsque toutes les parties sont formées, & n'ont plus
besoin que de croître.

Il y a trois moyens * par lesquels le fétus prend sa nourriture, sçavoir, par le cordon ombilical, & par la bouche. Dans
le premier temps il se nourrit
par une espèce d'imbibition qui
se fait par ses pores, c'est à quoi
est destinée l'humeur que nous
avons dit être contenue dans la
vésicule ; il transsude aussi des
parois de la matrice une humeur
analogue, qui pénètre les mem-

* Voyez une Thése soûtenue aux Ecoles
de Médecine de Paris, le 7 Décembre 1746,
& *Bergerus*, p. 471.

branes , & dont se nourrit le
fétus. Devenu plus grand, il presse la cavité intérieure de la matrice ; le cordon ombilical,
le placenta se forment, & la
veine ombilicale, qui par rapport à cela est plus grande que
les artères, apporte la matière de
la nutrition : pendant ce temps-
là les organes de la digestion se
forment, alors l'enfant avale par
la bouche de la liqueur contenue
dans le chorion & l'amnios ; ce
qui est prouvé, parce que 1°.
l'estomach renferme une matière parfaitement analogue à celle
qui se trouve dans les membranes ; 2°. les matières fécales, que
rend l'enfant en venant au monde, sont le produit d'une digestion ; 3°. la dilatation du canal
intestinal n'auroit pas été possi-

ble, ſi le fétus n'avoit pris de la nourriture par la bouche; 4°. enfin pluſieurs enfans ſont nés vivans avec le cordon ombilical incapable de porter la nourriture.

Il ne nous reſte plus, pour terminer cet article, qu'à parler de la ſituation du fétus dans le ventre de ſa mère. Il eſt ordinairement juſqu'au huitième mois, ce qui ſouffre cependant beaucoup d'exceptions, ramaſſé en une eſpèce de boule; ſes talons ſont approchés de ſon derrière, ſa tête eſt ſur ſes genouils, appuyée ſur ſes deux petites mains, & ſes deux pouces ſont ſur ſes yeux: au huitième mois plutôt ou plus tard, il fait la culbute; par rapport au poids de ſa tête, qui eſt beaucoup plus groſſe, à à chofes égales, que dans l'homme fait. Cela vient de la molleſſe du cerveau, & de l'effort avec lequel le ſang eſt porté plus vers les parties ſupérieures, que vers les parties inférieures. Alors le ventre de la femme baiſſe, & elle s'attend à être bientôt délivrée de ce fardeau importun.

V°. Lorſque l'enfant eſt parvenu à un certain point d'accroiſſement, il doit ſortir du ventre de ſa mère ; mais avant d'apporter les raiſons qui l'y déterminent, éxaminons le temps que dure la groſſeſſe.

Il eſt plus difficile que l'on ne penſe de fixer certainement ce temps ; car il faudroit pour cela ſçavoir préciſement le temps de la conception : mais deux raiſons empêchent ſouvent que

l'on n'en foit bien inftruit : 1°.
bien des femmes croyent ne
devoir fixer le temps de leur
groffeffe que dans le temps où
leurs règles ceffent de paroître ;
2°. d'autres comptent du len-
demain de leurs régles précédentes ; on comprend aifément
combien cela peut tromper. Les
Anciens croyoient * que les femmes n'accouchoient que dans le
dixième mois : ils étoient encore
dans un autre préjugé, dont le
peuple, & la plupart des femmes ne font point encore trop
diffuadées, fçavoir, ** qu'un enfant qui venoit à l'âge de huit

* Tous les Poëtes Latins fuivent ce fentiment. Voyez *Virgile*, *Térence*, *Plaute*, *Pé-
trone*, &c.
** Voyez à ce fujet une Théfe foûtenue
à Avignon en Avril 1719. *An partus octi-
meftris feptimeftri magis vitalis fit ?* queft. af-
firm.

mois ne pouvoit être vivant. Ce qu'il y a de certain, c'est que l'accouchement naturel s'étend depuis le septième mois jusqu'au dixième ; ce qui est confirmé par le témoignage des Livres Saints, qui en nous fixant la durée de deux grossesses, a pris le terme moyen. La différence qui se rencontre entre un enfant né à sept mois, & un autre né à dix, est très-aisée à établir. L'un ne semble qu'un enfant à demi-formé, il n'a point d'ongles, il paroît n'être qu'une ébauche d'enfant, tandis que l'autre est beaucoup plus fort, parce que ses os sont plus formés & ses articulations plus fermes. Il est important d'éxaminer attentivement ces signes, parce qu'il y a des cas où il faut décider précisément l'âge

de

de l'enfant, & le temps qu'a
duré la groffeffe, & dans ces circonftances il ne faut rien avancer à la légère.

Les Auteurs font peu d'accord
fur les caufes qui déterminent
l'accouchement : fans nous amu-
fer à rapporter tout ce qu'ils ont
avancé à ce fujet, nous nous contenterons de faire attention à la
nature du fétus, & aux parties
de la mère. Cet éxamen nous
conduira à développer les caufes
particulières à la mère, & à l'enfant, & celles qui leur font communes à tous deux. Du côté de
la mère, la matrice ayant été
extrêmement dilatée, fe trouve
au terme de l'accouchement,
dans le cas de ne pouvoir plus
l'être ; & l'enfant groffiffant tous
les jours ne peut plus être con-

T

tenu dans le ventre de sa mère ;
on doit regarder cette cause comme la première & la principale.
De la part de l'enfant la principale cause est la culbute dont
nous avons parlé. On doit join-
dre à ces deux causes principales,
la contraction des muscles du
bas-ventre, du diaphragme, &
les efforts que fait l'enfant en se
raccourcissant & en s'appuyant
sur le fond de la matrice pour en
dilater l'ouverture.

L'accouchement ou la délivrance entière de la femme embrasse différens temps qu'il faut
considérer séparément pour être
en état de connoître tout ce qui
concerne cette matière. Nous diviserons donc le temps de l'accouchement en quatre distingués
les uns des autres, sçavoir, la

diſpoſition prochaine, le commencement, la continuation &
la délivrance totale.

La diſpoſition prochaine eſt la
réaction de la matrice, qui ne
peut plus être dilatée, & la culbute de l'enfant ; par cette dernière cauſe l'orifice inférieur de
la matrice ſe trouve preſſé continuellement, ramolli, & diſpoſé
à s'ouvrir, pour donner un paſſage libre à l'enfant : ainſi, quoique la culbute de l'enfant pré-
cède ſouvent l'accouchement
d'un aſſez long eſpace de temps,
on doit cependant la regarder
comme la cauſe de la diſpoſition
prochaine ; puiſqu'elle excite dans
la femme groſſe quelques douleurs & des péſanteurs qui concourent toutes au même but,
c'eſt-à-dire, à la dilatation de

T ij

l'orifice inférieur de la matrice.

Le commencement du travail arrive lorsque l'orifice de la matrice commence à fe dilater, que l'on fent une partie de la tête de l'enfant enveloppée de fes membranes, ce que l'on exprime en difant, l'enfant eft au *couronnement*, c'eft-à-dire, lorfque l'on découvre par l'ouverture de l'orifice une partie de la tête, grand environ comme un écu de fix livres ; alors les eaux paroiffent : lorfqu'elles font longues & pointues, c'eft une marque que la matrice fe contracte foiblement, & que l'accouchement fera long & laborieux, au lieu que le contraire eft défigné par des eaux larges & plattes.

La continuation eft, lorfque l'enfant a paffé la tête jufqu'aux oreilles, ce qu'on appelle être au paſſage, alors l'affaire eſt regardée comme preſque entiè-rement terminée ; car les épau-les paſſent aiſément, lorſque la tête eſt paſſée, & le reſte du corps vient ſans peine : d'au-tant plus que les membranes en ſe déchirant laiſſent écouler l'hu-meur qu'elles renferment, qui ramolliſſent & lubréfient tout le paſſage par leur viſcoſité. Il y en a auſſi d'autres qu'on appelle fauſſes, pour les diſtinguer des vrayes qui rempliſſent le même but.

Enfin la délivrance totale eſt lorſqu'après avoir retiré l'enfant, on n'a plus que le placenta à faire ſortir ; il cède pour l'or-dinaire aux moindres efforts, & vient ſouvent avec l'enfant mê-

T iij

me , par rapport à la contraction
de la matrice qui rompt ainsi
l'adhérence qu'avoit contractée
l'arrière-faix.

Alors il coule ordinairement
du sang plus ou moins abondamment , que fournissent les vaisseaux de la matrice qui ont été
déchirés : par ce moyen la matrice se dégorge ; cet écoulement , connu sous le nom de
vuidanges , dure plus ou moins
long-temps , à raison de la facilité avec laquelle la matrice se
resserre , pour revenir presque à
l'état , où elle étoit avant la grossesse.

Lorsque l'enfant est venu au
monde , il respire , alors la circulation commence à changer ,
& les vaisseaux , dont nous avons
parlé , cessent de recevoir le

fang. L'air nouveau que l'enfant reçoit dans fes poumons, le fait crier, il piffe, & rend une matière appellée *meconium*; il dort presque toujours par rapport à la foibleffe de fes organes.

Avant de terminer ce Chapitre, il eft à propos d'éxaminer un point fur lequel on a longtemps difputé, & l'on difpute encore; fçavoir, fi la matrice s'épaiffit dans le temps de la groffeffe; on a foûtenu les deux fentimens oppofés; mais il paroît que l'on ne s'eft difputé, que faute d'avoir bien entendu les termes dont on s'eft fervi. Car fi ceux qui foutiennent, que la matrice ne s'épaiffit point, entendent que dans le temps de la groffeffe, il y a dans la matrice des parties moins épaiffes que lorsque la femme n'est point grosse, ils ont raison ; puisqu'il est constant que les parois de la matrice sont plus épais lorsque la femme n'est point grosse que lorsqu'elle l'est ; mais aussi le fond & la partie qui répond au placenta est beaucoup plus épaisse dans le temps de la grossesse, puisque cette épaisseur va quelquefois jusqu'à un pouce, quoiqu'ordinairement elle n'excède guères un demi-pouce. Si cependant ils prétendent que la matrice ne s'épaissit point du tout, & que dans le temps de la grossesse, on doit la regarder comme la vessie, qui, lorsqu'elle est distendue, est moins épaisse que lorsqu'elle est presque vuide d'urine, ils ont manifestement tort. Car si on pèse la matrice d'une femme morte dans le temps de sa grosseſſe, & celle d'une femme morte ſans être groſſe, la différence ſera comme de huit à un.

CHAPITRE VII.

Des Sens.

On entend par le mot de *sens*, la ſenſation que nous avons par rapport à certaines impreſſions faites ſur les organes deſtinés à éxciter chez nous des ſenſations. On entend auſſi par ce même mot de *sens*, les organes deſtinés à faire naître cette ſenſation.

Les nerfs ſont les moyens par leſquels toutes nos ſenſations éxiſtent, c'eſt par eux que l'impreſſion ſe communique au réſervoir commun de toutes nos sensations ; car il ne faut pas imaginer que nous sentions effectivement, dans l'endroit où nous rapportons, soit la douleur, soit le plaisir que nous ressentons ; le cerveau seul est le siége de toutes nos sensations, c'est-là qu'elles se réunissent ; ce qui est confirmé par nombre d'expériences incontestables : lorsque le cerveau est affecté à un certain point, le sentiment est détruit ou altéré ; ceux qui ont eu un membre coupé, ont souvent ressenti de la douleur dans la partie dont ils étoient privés ; c'est-à-dire, ils avoient la même impression, que celles qu'ils ressentoient, avant qu'ils eussent perdu cette partie.

On a long-temps disputé, & les sentimens sont encore partagés pour fixer l'endroit du cerveau, où doivent se rapporter les impreffions de toutes nos senfations : nous penfons avec *Bergerus*, que c'eft dans la partie appellée *corps calleux*, parce que cette partie du cerveau eft un amas de petits filets, que l'on doit regarder comme autant de vaiffeaux excrétoires : mais ce qu'il y a de fingulier, c'eft que, quoique toutes nos fenfations fe rapportent dans cet endroit, il eft cependant infenfible, comme il eft aifé de s'en affurer en piquant ou coupant cette partie du cerveau dans un animal vivant. M. *Fizes*, dans fa Phyfiologie, p. 136, croit que cette infenfibilité vient de la petiteffe des vaiffeaux de cette partie qui ne leur permet pas d'être tiraillés en sens contraires, ce qui est indispensablement nécessaire pour qu'il y ait sensation.

De tout ce que nous venons de dire, on doit conclure que les nerfs jouent le principal rôle dans nos sensations : à la vérité leur différente disposition les rend propres à rendre telle ou telle impression, comme les nerfs olfactifs sont destinés à l'odorat ; les auditifs à l'ouie, &c : il y a cependant des Auteurs qui ont prétendu que des sourds s'appercevoient d'un son éxcité par un frémissement qu'ils ressentoient dans l'habitude du corps. Ce cas, supposé qu'il éxiste, est fort rare, & ne peut s'expliquer que par une sensibilité & une vibratilité des nerfs de l'habitude du corps, ce qui n'est point physiquement impossible.

Il faut donc pour que la sen-
fation éxifte, 1°. qu'il y ait une
ame * capable de fentiment,
2°. un organe difpofé d'une façon convenable, 3°. un objet
propre à mettre cet organe en
action.

Lorfque ces trois conditions
fe rencontrent il fe fait une fenfation : mais les Auteurs font
divifés fur la manière, dont la
perception fe communique au
cerveau. Les uns croyent qu'elle
fe fait par un reflux de fluide
nerveux ; mais ce fentiment ne
peut fe concilier avec ce qui
s'obferve fur la laffitude que produit une fenfation trop long-

---

* On ne doit pas conclure de ce que nous
venons d'avancer , que nous croyions que les
bêtes ayent une fubftance différente de la
matière : nous fommes bien éloignés de le
penfer.

temps continuée ; d'ailleurs comment les esprits animaux pourroient-ils refluer vers le cerveau, tandis que la cause qui produit leur impulsion subsisteroit, ce qu'il faudroit cependant admettre si ce sentiment étoit véritable ; car il n'éxiste point de vaisseaux *nevro - lymphatiques*, quoi qu'en ait dit *Vieussens* ? Les autres pensent que les tuniques des filets nerveux sont destinées à établir la communication entre l'organe, & le siége de la sensation. Lors donc, suivant ces derniers, qu'un organe sensible est irrité par un objet, la continuation des membranes en porte l'impression au cerveau dans l'instant, par rapport à la tension plus grande, que l'on observe alors, & qui est occasionnée par l'influx

des esprits animaux. Quoique
ce dernier sentiment souffre encore beaucoup de difficultés,
nous le croyons cependant plus
probable ; on peut expliquer par-
là pourquoi une sensation qui
a duré trop long-temps, nous
affoiblit, & nous lasse ; peut-
être même encore la structure
du siége de toutes nos sensations
sert-elle encore à rendre ce sentiment plus vraisemblable.

On distingue les sens en internes & en externes, ceux-là
n'ont besoin que de l'action des
organes internes, tandis que
ceux-ci ont besoin du concours
des organes intérieurs & exté-
rieurs. Par cette raison nous commencerons par les sens internes,
comme étant plus simples.

Des Sens internes.

Toutes les fois que notre ame se répréfente une chofe abfente, alors il y a fenfation interne. Les Anciens en admettoient trois, l'imagination, la mémoire, & l'intelligence ; cette dernière a été bannie, avec raifon, par les Modernes, attendu qu'elle préfuppofe réflection ; ce qui eft au-delà de ce que l'on entend par fens interne.

De l'Imagination.

L'*imagination* eft l'action par laquelle on fe repréfente des objets déja connus, mais dans des combinaifons différentes : cette différente difpofition des objets que nous nous repré- fentons, avoit fait diftinguer

la fantaisie de l'imagination ;
mais on conçoit aisément combien peu cette distinction étoit
fondée. Un dégré de tension
plus ou moins fort , une commotion plus ou moins sensible
dans les fibres rend l'imagination plus ou moins vive ; c'est
pourquoi les tempéramens , l'é-
ducation , le régime , les habitu-
des , l'éxercice , &c, contribuent
à accélérer ou retarder la vivacité de l'imagination ; c'est la
même cause qui produit les passions, dont M. *Lallemant*, D.M.P.
a bien développé le méchanisme. L'une & l'autre sont le plus
souvent indépendantes de la volonté , & quelquefois éxercent
leur empire contre son consentement. On admet ordinairement
deux passions en général, sçavoir;

l'amour & la haine ; c'est à ces deux que se doivent rapporter toutes les autres qui n'en sont que des branches différemment modifiées : mais si l'on veut bien y faire attention, on verra que l'amour seul est la source commune & féconde de toutes nos passions, puisque la haine n'est autre chose que l'amour des choses opposées à celles que nous haïssons.

On réduit ordinairement les passions à sept principales, qui sont l'amour, la haine, la joie, la tristesse, le désir, l'espérance & la crainte. Nous éxaminerons ici seulement l'impression qu'elles font sur notre machine & conséquemment les bons & les mauvais effets qu'elles peuvent produire dans l'économie animale.

Dans l'amour les esprits sont plus en action, le ton des parties est augmenté, le sang circule avec plus de vitesse, le pouls devient plus fréquent, il se répand une douce chaleur par tout le corps, le visage devient plus animé, les yeux plus vifs & plus brillans; en un mot toutes les fonctions se font mieux, & l'esprit se ressent de cette bonne disposition de notre corps.

Dans la haine au contraire le mouvement des esprits semble anéanti, les vaisseaux battent avec lenteur, & leurs mouvemens sont irréguliers, il se répand un froid & une pâleur dans tout le corps. Quelquefois cependant cette haine s'anime, & excite des sentimens de colère; alors le mouvement du sang &

des esprits est augmenté, mais
tout ne se fait qu'avec une irré-
gularité, qui trouble & dérange
toutes nos fonctions : semblable
alors à des vagues agitées par un
vent violent, le sang & les esprits
se portent, tantôt d'un côté, tantôt d'un autre ; notre ame prend
part à tout ce désordre, & est
hors d'état de donner ou de suivre un conseil sensé, l'emporte-
ment seul lui sert de guide.

On peut rapporter à l'amour
tout ce que l'on observe dans la
joie ; le visage alors devient se-
rein, & toutes nos fonctions tant
du corps que de l'esprit se font
d'une manière régulière : mais
cela n'est vrai que lorsque la
joie est modérée ; car lorsqu'elle
est poussée au-delà des bornes,
il peut en arriver les accidens

les plus fâcheux, la mort même quelquefois: lorsque les ris font trop forts, ou durent trop long-temps, la violente commotion qui s'excite alors dans les poumons, peut occafionner des hémorrhagies plus ou moins fâcheufes.

La trifteffe eft une des branches de la haine : le cœur femble fe refferrer, le mouvement du fang fe rallentit; à peine fent-on le battement des artères ; il fe répand un froid par tout le corps, une pâleur affreufe couvre le vifage , les genoux font tremblans , & ne nous foutiennent qu'à peine , l'appétit eft détruit, la digeftion ne fe fait que d'une manière fort irrégulière ; l'efprit eft incapable de tout ; une langueur univerfelle nous expofe à des maladies ſans nombre, ſouvent ſans remedes, & qui nous font périr à la longue par un poiſon cruel * par ſa lenteur. Les larmes accompagnent quelquefois la douleur, alors on ſe ſent ſoulagé d'un poids important qui nous gêne : mais rarement pleure-t-on lorſque la douleur eſt vive : ** *Curæ leves loquuntur, ingentes ſtupent.*

Le deſir eſt accompagné d'une inquiétude qui trouble également les fonctions du corps & de l'eſprit ; les mouvemens ſe font irrégulièrement dans toute notre machine : uniquement occupés de l'objet que nous déſirons, nous lui rapportons tout ; inquiets &

* *Magnus ſibi ipſe non facit finem dolor.*
 Senec. Troas. Act. 3. Sc. 3.
** Senec. Hippol. Act. 2. Sc. 3.

chagrins nous sommes incapables de toute autre chose : nous sommes tourmentés par un feu secret qui nous dévore, & souvent l'objet de nos desirs est incapable de les satisfaire, comme l'éprouvent tous les ambitieux.

L'espérance est notre soûtien le plus sûr ; l'idée que nous nous formons d'un bonheur auquel nous attachons notre satisfaction, nous rend heureux par avance, les esprits & le sang circulent plus promptement, notre esprit a plus de sagacité, toutes nos fonctions se font mieux. Souvent même nous éprouvons plus de plaisir dans l'attente que dans la jouissance de l'objet de nos desirs.

Dans la crainte à peine le sang & les humeurs circulent-elles ; la respiration est gênée, on fent un ferrement dans la poitrine qui étouffe ; il furvient une fueur froide, occafionnée par un relâchement dans le ton de toutes les parties ; c'eft par cette raifon que le fphincter de l'anus, & celui de la veffie fe relâchent au point de laiffer couler les urines & les matières.

Telles font les paffions principales, qui par leurs différens degrés forment des combinaifons fans nombre. Le foible crayon que nous avons tracé, fait comprendre aifément combien elles peuvent intéreffer nos fonctions ; c'eft à l'hygiène à examiner leur pouvoir & les variétés qu'on y obferve : paffons au fecond fens interne, c'eft-à-dire, à la mémoire.

De la Mémoire.

La *mémoire* est la faculté de
retenir, & de rendre les choses
passées. La seule différence qu'il
y ait entr'elle & l'imagination,
c'est qu'elle rend avec fidélité
& sans rien altérer ce qu'elle a en
quelque façon reçu en dépôt, au
lieu que l'imagination se donne
une carrière plus libre, & par
la liberté avec laquelle elle dis-
pose de ce qu'elle a reçu, elle
sçait se le rendre propre : de plus,
la mémoire ajoute à l'idée de
l'objet qu'elle conserve, les idées
du temps, du lieu & des circonstances, ce que ne fait point l'i-
magination. On doit donc distinguer dans la mémoire deux actes
absolument différens ; par l'un
elle sçait garder ce qui lui a été

V

confié ; par l'autre elle sçait faire usage de ses trésors, tantôt suivant notre volonté, tantôt sans que notre consentement y ait part.

Le siége de la mémoire est le même que celui de l'imagination ; ce qui est prouvé par la diminution, l'altération, ou la perte qui en arrive, lorsque le cerveau est vicié jusqu'à un certain point, comme dans les fièvres malignes, &c.

La diversité des sentimens des Auteurs, sur le méchanisme par lequel s'opère cette importante fonction, est une preuve de la difficulté qu'il y a d'établir quelque chose de certain à ce sujet.

Parmi les Anciens, les uns ont imaginé que l'image des objets se conservoit dans une

infinité de miroirs qu'ils suppo-
foient éxifter dans le cerveau;
l'influx des efprits animaux dans
ces petits miroirs, rappelloit fuivant eux le fouvenir des chofes
paffées : mais ils n'expliquoient
point, à la vérité cela auroit été
impoffible, où étoient ces prétendus miroirs, & comment ils
avoient pû fe former. D'autres ont
foûtenu que la mémoire dépendoit de petites ouvertures ou
tuyaux qui confervoient l'idée
d'un objet, jufqu'à ce que par
l'influx des efprits animaux il fe
fît un développement de ce
dont ces petits tuyaux avoient
confervé l'impreffion : une difficulté qu'il eft impoffible de ré-
foudre dans ce fyftême, eft de
fçavoir comment il eft poffible
que ces tuyaux ne fe croifent

V ij

point, ou conservent, en se croi-
sant, une idée distincte de l'objet, dont ils ont gardé l'impression. Il y en a eu d'autres, & ce
sont les moins éloignés du sentiment le plus vraisemblable, qui
croyoient que la mémoire étoit
produite par des espèces d'on-
dulations, qu'ils supposoient se
faire dans le cerveau.

Parmi les Modernes les uns
ont cru que la mémoire venoit
d'espèces de rides, ou de replis
qui se faisoient dans le cerveau
à peu-près comme on l'observe
sur le front des personnes âgées,
ou sur un parchemin que l'on
ploye en différens sens : suivant
les partisans de ce systême, la
mollesse ou la dureté du cerveau
rend ces impressions plus ou
moins durables, & plus ou moins

faciles à se faire : mais l'inconvénient que nous avons prouvé
dans le sentiment de ceux qui
pensoient que la mémoire dépendoit de petits tuyaux, subsiste
ici dans son entier. Les autres
croyent que la mémoire dépend
de la vibratilité seule des fibres,
qui à raison de leur différente
tension font leurs mouvemens
avec plus ou moins de facilité;
& sont disposées à tel ou tel mouvement à raison de leur flexibilité : c'est pour cela * que les enfans trop jeunes sont hors d'état
d'apprendre à cause de la trop
grande mollesse de leurs fibres,
qui ne leur permet pas de garder aucune impression ; tandis
que les vieillards apprennent avec

* Voyez à ce sujet *la Médecine de l'Esprit*, par M. *Le Camus*, D. M. P.

V iij

difficulté par rapport à la trop
grande roideur de leurs fibres,
qui ne font leurs vibrations qu'a-
vec peine : c'est pour cela que
les jeunes gens, & les personnes
éxercées apprennent avec plus
de facilité : on explique aisément
dans ce sentiment toutes les variétés qu'on observe dans la mémoire à raison des tempéramens,
des âges, de l'éxercice ; ce qui
nous fait croire qu'il est au moins
très-vraisemblable. Quant à la
manière dont nous rendons ce
que notre mémoire a sçu conserver en dépôt, elle peut être con-
sidérée sous trois aspects ; ou elle
dépend de la seule disposition
purement méchanique de nos
organes, sans que la volonté y
ait part, comme on le voit dans
ceux qui jouent des instrumens,

& chez lesquels l'habitude seule du mouvement de leurs doigts les met en état de se rappeller un air qu'ils avoient oublié ; ou elle suit notre volonté ; ou enfin quelquefois elle participe de l'un & de l'autre. Tous ces détails curieux sont fort bien développés dans l'ouvrage que nous avons cité.

On observe dans tous les animaux vivans deux états absolument opposés, qui se succèdent continuellement l'un à l'autre ; ce sont le sommeil & la veille : quoiqu'ils soient, à proprement parler, l'objet de l'hygiène, comme ils ont un rapport intime avec nos sens, & que d'ailleurs il est très-important d'en connoître les causes & les bornes, par rapport au bien & au mal qu'ils peuvent

V iv

occafionner ; nous avons cru qu'il étoit à propos d'en parler ici.

De la Veille.

On doit définir la *veille* une difpofition dans les organes des mouvemens volontaires, propre à les mettre en action, ou bien cette action même. Cet état dépend de la tenfion des fibres du réfervoir commun de nos fenfations, & de tous les organes des fens ; cette tenfion eft occafionnée par le fluide nerveux qui rend toutes ces fibres propres à faire leurs fonctions. Le ton des parties fe trouve donc augmenté dans la veille, auffi obferve-t-on alors conftamment plus de vigueur dans toutes les parties, la pulfation des artères eft plus forte, les mufcles fe contractent

mieux, la respiration aussi bien
que toutes les autres fonctions de
notre corps sont dans toute leur
force. Pendant la veille il se
dissipe une trop grande quantité
d'esprits animaux, pour que nous
puissions subsister long‑temps
dans cet état; aussi au bout d'un
certain temps plus ou moins
long, à raison des âges, des
tempéramens, des pays, des sai‑
sons, des alimens, des passions,
en un mot, de la dissipation plus
ou moins grande; après un cer‑
tain temps, dis‑je, le sommeil
vient réparer l'espèce d'épuise‑
ment où nous nous trouvons.
Mais si la veille est trop long‑
temps continuée, les humeurs
sont privées de leurs parties on‑
ctueuses & balsamiques, elles de‑
viennent âcres, & en picotant les

membranes des vaiſſeaux, déterminent les eſprits animaux à
y couler ; ces veilles forcées &
contre l'intention de la nature,
attirent des maladies , qui dépendent de l'âcreté des humeurs,
& de l'éréthiſme des ſolides ; les
ſuites en ſont ſouvent très-fâcheu-
ſes. Examinons maintenant la
nature du ſommeil , & tâchons
de développer ſa cauſe , ſon uſage , & les inconvéniens auxquels
il peut être ſujet.

Du Sommeil.

La cauſe du *ſommeil* eſt la
diſette d'eſprits animaux , & le
relâchement des fibres du cerveau , c'eſt pourquoi tout ce qui
pourra produire ces deux cauſes,
ou l'une des deux juſqu'à un

certain point, fera capable d'exciter le fommeil : auffi voyons-nous
que des liqueurs fpiritueufes prifes avec excès endorment, parce
qu'alors le fang porté avec trop
d'impétuofité vers le cerveau,
comprime les vaiffeaux collatéraux deftinés à la fécrétion des
efprits animaux ; c'eft la même
raifon qui nous provoque au fommeil dans les grandes chaleurs
de l'été, ou l'hyver auprès du
feu : car alors le fang fe raréfie,
& ne paffe plus par les petits
vaiffeaux faits pour féparer le
fluide nerveux ; c'eft au même
méchanifme qu'eft dûe la pefan-
teur que l'on fent après les repas,
fur-tout lorfqu'ils ont été un peu
trop forts ; on peut cependant
ajouter encore deux raifons qui
déterminent cette pente au fom-

meil, la première est la compression que fait l'estomach sur
l'aorte descendante ; la seconde
la quantité d'esprits qui sont employés à la digestion, sans compter l'arrivée du nouveau chyle,
dont les parties encore grossières,
ne sont mêlées qu'imparfaitement
avec le sang, & ne passent que
difficilement dans les petits vaisseaux. On peut expliquer d'après
ce que nous venons de dire,
pourquoi les gens sanguins &
phlegmatiques, les enfans, les
jeunes gens, les femmes, dorment mieux & plus long-temps
que les personnes mélancholiques, bilieuses, les hommes
faits & les vieillards : tout cela
dépend de la rigidité des fibres
dans les uns & de la fléxibilité
dans les autres. Dans le sommeil

toutes les actions, qui dépendent d'un certain ton dans les fibres nerveuses, sont affoiblies: la peau devient plus molle, le corps semble tomber de son propre poids, les fluides circulent avec plus de lenteur, & par cette raison s'épaississent, parce qu'alors ils sont privés de leur partie la plus ténue, qui se dissipe par la transpiration insensible; car, si l'on en croit *Sanctorius*, elle est augmentée du double: la même chose s'observe par l'usage des narcotiques, qui, en diminuant les autres sécrétions, & en occasionnant un relâchement dans toute notre machine, augmentent aussi la transpiration. C'est à cette lenteur avec laquelle le sang circule, que l'on doit attribuer le moins de chaleur que nous ressentons en dormant : quant à l'espèce de râlement que l'on a quelquefois, il ne vient que de la gêne avec laquelle le sang passe dans les poumons. On conçoit aisément aussi la cause qui fait que les grands dormeurs sont ordinairement gras, cela vient du peu de ressort des parties, qui permet à la graisse de se déposer dans les vésicules destinées à la conserver pour le besoin. Il n'y a que les mouvemens volontaires qui cessent dans le sommeil, les involontaires subsistent toujours ; ce qui vient, suivant quelques Auteurs, de ce que les nerfs destinés aux mouvemens involontaires, tirent leur origine du cervelet, qu'ils soûtiennent être d'une contexture plus ferme que le cerveau : de plus, le cerveau peut être comprimé plus facilement par rapport aux cavités qu'il renferme , & qui n'éxistent point dans le cervelet. Autant le sommeil pris modérément & à propos nous est utile , en nous réparant , & en redonnant une nouvelle vigueur à notre corps & à notre esprit ; autant lorsqu'il est trop long , peut-il occasionner de maux ; car alors la détente universelle , qui arrive dans notre machine , affoiblit notre corps & notre esprit , empêche nos sucs d'être suffisamment affinés , & nous expose à mille maladies , qui n'ont pour cause que l'épaississement des humeurs , & le peu de ressort des solides , telles sont l'apopléxie, la paralysie, la léthargie , &c.

Quant aux songes qui nous

arrivent en dormant, ils viennent d'un mouvement irrégulier
du sang dans le cerveau, à raison des fibres nerveuses qu'il met
en action, il excite tel ou tel
rêve, qui cependant pour l'ordinaire a du rapport avec les choses qui nous ont occupés pendant
le jour : ce qui fait voir combien
peu on doit s'affecter des songes ; * & le peu de croyance

Qu'un homme doit donner à son extra-
   vagance,
Qui d'un amas confus des vapeurs de la nuit,
Forme de vains objets que le réveil détruit.

Telles sont les principales
choses que nous avions à dire
sur les sens internes, passons à
présent aux sens externes.

* Polieucte, Act. I. Sc. 1.

Des Sens externes.

Les sens externes font la senfa-
tion que notre ame éprouve, par
rapport à certaines impreſſions
qui font faites fur quelque partie
de notre corps : on entend auſſi
par le même mot de *ſens* l'organe deſtiné à nous communiquer
cette senſation. L'uſage des ſens
externes en général eſt de nous
avertir de tout ce qui peut nous
être utile ou nuiſible ; ils font
en quelque forte les meſſagers
qui nous inſtruiſent de la propriété des corps étrangers relativement à nous.

On ne compte communément
que cinq ſens, ſçavoir, le taƈt,
le goût, l'odorat, l'ouie & la
vûe; cependant, ſi l'on y fait bien

attention, il en eſt un plus grand
nombre: car la faim, la ſoif, la
douleur, les plaiſirs de l'amour,
ſont certainement des ſenſations,
qui ont des organes particuliers.
Nous ne nous écarterons point
cependant de la diviſion reçue,
& nous ne parlerons ici que des
cinq ſens externes, parmi leſquels les uns ſont mis en action
immédiatement, tels que le tact
& le goût; les autres tels que
l'odorat, l'ouie & la vûe, ont
beſoin d'un corps intermédiaire
pour pouvoir éxciter une ſenſation. Tous ces ſens dépendent des
eſprits animaux, & d'un certain
ton dans les filets nerveux, dont
l'augmentation, ou la diminution altèrent, ou rendent plus
vive leur action; auſſi remarque-
t-on beaucoup de variétés dans

les senſations, à raiſon de l'âge,
du tempérament, de l'éxercice, &c.

Du Taƈ.

Le *taƈ* eſt la faculté que nous
avons de diſtinguer dans les
corps par le moyen du toucher,
leur ſéchereſſe, ou leur humidité; leur dureté, ou leur molleſſe; leur aſpérité, ou leur po-
li; leur fluidité, ou leur ſolidité;
leur chaleur, ou leur froideur:
il eſt vrai que ces deux dernières
qualités ſont relatives à l'état où
nous nous trouvons, puiſque
ſouvent le même corps excite
dans l'un un ſentiment de froid,
& dans l'autre un ſentiment de
chaleur, ce qui dépend de notre
diſpoſition; ainſi il y a lieu d'i-

maginer, que la chaleur & le froid ne font point des qualités inhérentes aux corps, & que ce font feulement des affections de notre ame. Il n'eft point de fens auffi étendu que le tact, puifqu'à parler avec éxactitude, tous les autres fens font autant de différentes efpèces de tact, & qu'il n'eft aucune partie de notre corps privée abfolument de fentiment ; il faut cependant en excepter les os , les cartilages, la partie blanche du cerveau , & la graiffe ; toutes ces parties ne font fenfibles que par accident, puifqu'il n'entre point de nerfs dans leur compofition.

Quoique l'organe du tact éxifte par-tout, où il y a des parties fenfibles ; pour ne point nous écarter des idées reçues, il faut le

définir * une impreſſion qui nous
fait appercevoir de pluſieurs qualités ſenſibles des corps, par le
moyen des houpes nerveuſes de
la peau : plus ces houpes ſont
remarquables, plus auſſi le tact
eſt fin & délicat : les différentes
parties de notre corps ont cette
ſenſation plus ou moins parfaite
à raiſon de la diſpoſition des houpes nerveuſes, & de leur quantité.
Il faut ſe rappeller ici ce que nous
avons dit ailleurs** ſur la ſtructure
de la peau, on ſçaura par-là pourquoi la paume de la main, la plante
des pieds, le bout des doigts, les
levres, les mammelles, & preſque toutes les parties de la génération dans l'un & l'autre ſexe

* *Mutatio à corporibus externis, quæ in cute
orta, animæ repræſentatur, & inprimis in
digitorum manûs apice.* Haller, p. 219.
** Voyez à l'article de la tranſpiration.

font plus fenfibles ; lors donc
que nous touchons un corps, nous
nous appercevons aifément des
propriétés dont nous avons fait
mention , & fur lefquelles il eft
inutile de s'étendre ici : l'impreffion en eft communiquée à notre
ame par le moyen des nerfs,
avec plus ou moins de prom-
ptitude & de précifion , à raifon
des différents fujets ; car l'organe du tact, comme celui de tous
les autres fens, n'eft pas le même
dans toutes les perfonnes ; il y en
a qui l'ont d'une délicateffe fur-
prenante, au point que l'on rapporte * que des aveugles fça-
voient diftinguer la couleur par
le tact feul. Ce fait , en cas qu'il
éxifte , eft très-rare , & prouve
jufqu'à quel point ce fens peut

M. Lieutaud, p. 290.

nous donner des connoiſſances.*
A la vérité, il eſt conſtant que
la nature ſemble en quelque ſorte
nous dédommager de la perte
d'un ſens en augmentant la vivacité des autres.

Du Goût.

Le *goût* eſt le ſentiment qui
nous fait diſcerner la ſaveur des
différens corps. Il réſide dans les
mammellons ou houpes nerveuſes de la langue, du palais &
du goſier : pour s'aſſurer de cette
vérité, qu'ont révoquée en doute certains Auteurs fameux, il
ſuffit de porter un corps ſapide
ſur chacune de ces parties, &

---

* Le Traité des Senſations de M. l'Abbé
de *Condillac*, explique fort bien les idées qui
nous viennent par les ſens.

on en diftinguera aifément la
faveur. L'épiderme qui recouvre les organes du goût , eft
beaucoup plus mince que dans
toutes les autres parties du corps,
fans doute à caufe de la falive
dont il eft continuellement abbreuvé : les autres parties font de
même que dans le refte du corps,
avec cette différence cependant
qu'on y rencontre beaucoup plus
de houpes nerveufes , & qui font
plus grandes ; *Bergerus* * même
en diftingue de trois efpèces,
les unes plates , les autres coniques , & les troifièmes rondes,
à peu-près femblables aux têtes
des champignons. Ces houpes
pénètrent jufqu'à l'épiderme en
paffant par le corps réticulaire ;
ce font elles qui produifent les

* Page 364.

rides

rides que l'on obferve à la langue,
& dont l'ufage eft de faciliter
aux fels des alimens, de s'arrêter, & d'éxciter conféquemment
fenfation, auffi bien que d'enlever les reftes des alimens qui s'attachent au palais, lorfque la langue fait les mouvemens nécef-
faires pour ramaffer ce qui doit
être enlevé lors de la déglutition.
On doit auffi diftinguer les organes du goût par leur degré de
fenfibilité ; c'eft la partie de la
langue appellée fa pointe qui a
le fentiment le plus exquis, c'eft
le palais où il eft moins fenfible ; ce qui vient de la quantité
des houpes ou papilles nerveufes,
& de la plus ou moins grande
fineffe de l'épiderme, comme il
eft aifé de s'en affurer par l'in-
fpection des parties dans le cada-

vre : les nerfs viennent de la cinquième & de la neuvième paire.

Les sels contenus dans les
alimens sont les seules parties qui
donnent la saveur ; les autres
principes qui entrent dans leur
composition, peuvent seulement
par leurs différentes combinaisons les modifier & les changer.

Quelques Auteurs veulent les
rapporter à sept primitives, sçavoir : à l'acide, à l'âcre, au salé,
à l'amer, au doux, à l'acerbe &
à l'astringent ; ce sentiment est
probable jusqu'à un certain point,
& n'entraîne après lui aucun inconvénient. Toutes les autres
variétés viennent des différentes
combinaisons, dont sont susceptibles ces saveurs primitives, qui
dépendent elles - mêmes de la
configuration des parties sapides

des alimens. La diverfité des
faveurs ne dépendent feulement
pas des combinaifons différentes
des principes des alimens, elle
vient encore de la difpofition de
l'organe ; c'eft pour cela qu'un
aliment plaît à l'un & déplaît à
l'autre, & que les fenfations font
différentes à raifon des tempéramens, des âges, des pays, & de
l'habitude : c'eft la même raifon
qui change le goût ou le détruit,
lorfque la falive eft altérée, de
quelque façon que ce foit, ou lorfque les nerfs font viciés en quelque manière ; ce qui s'obferve
dans les maladies inflammatoires & malignes fur-tout, auffi
bien que dans les pâles couleurs
des filles, & les premiers mois
des groffeffes chez les femmes.
C'eft pourquoi un des meilleurs

signes de convalescence est , lorsqu'un malade se sent de l'appétit , & trouve aux alimens leur
goût naturel. Car pour que nous
puissions avoir un sentiment de
la saveur des alimens , il faut
que leurs sels soient dissous dans
la salive , dont la quantité & la
qualité est propre à se charger
de ces parties sapides , sans les
altérer : alors la sensation en est
portée par le moyen des nerfs ,
au réservoir commun : mais il ne
faut pas imaginer que cela vienne d'une communication immédiate des corps sapides avec les
organes destinés à en transmettre
l'impression , puisque jamais le
microscope n'a pu faire appercevoir d'ouverture , par où ces
parties sapides pussent passer.
Car quoique l'on se sente restauré

fi-tôt que l'on a pris une liqueur fpiritueufe, cela ne prouve point cette communication prétendue, puifqu'il fuffit pour que nous ayons de nouvelles forces, que les efprits animaux engourdis, pour ainfi dire, foient tirés de cette efpèce d'anéantiffement ; c'eft ce qui arrive lorfque nous prenons quelque liqueur capable de picotter les nerfs, & conféquemment de rappeller l'influx des efprits animaux par l'ébranlement propre à produire le fentiment du goût.

Le tact & le goût ont grand rapport enfemble, perfonne n'ignore que la langue fçait nous faire connoître dans les corps toutes les différentes propriétés dont le tact nous inftruit, encore même le fait-elle avec plus de précision par rapport à la quantité de ses houpes nerveuses, & à la finesse de l'épiderme humecté continuellement par la salive. La différence principale qu'on observe dans ces deux sensations, qui se ressemblent cependant à bien des égards, est que le goût a besoin pour être excité d'une dissolution des sels des alimens, ce qui est inutile dans le tact.

L'usage du goût est de nous faire distinguer les alimens qui nous sont propres d'avec ceux qui nous sont nuisibles; car rarement * un aliment agréable au goût est-il mal faisant; c'est sans doute par ce motif que les hom-

---

* Cette proposition souffre quelques exceptions, & ne doit s'entendre que des alimens simples, tels que les fruits : car l'art de la cuisine sçait souvent donner un goût agréable à des alimens nuisibles, & mal sains.

mes se sont déterminés à choisir,
& à rejetter certains fruits.

De l'Odorat.

L'odorat est la faculté que
nous avons de sentir les parties
odoriférantes des corps. Le nez
est le siége de l'odorat ; mais il
ne faut pas imaginer qu'il ne soit
renfermé que dans l'espace connu par tout le monde sous le
nom de *nez* ; le lieu qu'il occupe
est beaucoup plus vaste qu'il ne
le paroît * : car outre les os spon-
gieux appellés *cornets* , il y a en-

* C'est à l'étendue de cet espace que l'on
doit attribuer la vivacité de l'odorat dans
certains animaux : en un mot, plus les cornets
sont considérables, plus ils sont reployés,
plus aussi la membrane pituitaire a de super-
ficie ; & conséquemment plus l'odorat est fin.
Cette vérité est démontrée dans les chiens,
les lièvres , &c.

core trois cavités de chaque côté, nommées *sinus*, qui communiquent toutes avec les narines: ces sinus sont les maxillaires, qui sont dans les os de la mâchoire supérieure, les frontaux qui se rencontrent dans la partie inférieure de l'os coronal sous les sourcils, & les sphénoïdaux qui sont situés dans le corps de l'os sphénoïde sous la selle du turc: toutes ces parties sont recouvertes de la membrane muqueuse, ou pituitaire de *Schneïder*, son inventeur. Cette membrane est le principal organe de l'odorat, ou, pour parler plus éxactement, les nerfs qui s'y distribuent servent à nous transmettre le sentiment excité par les odeurs. Elle est arrosée par quantité d'artères, dont il se sépare une humeur des-

tinée à entretenir dans cette
membrane la molleſſe & la flexibilité requiſe. Cette humeur eſt
beaucoup plus fluide lorſqu'elle
eſt ſéparée, mais elle s'épaiſſit en
ſéjournant, parce que ſa partie la
plus ſéreuſe eſt entraînée par l'air
que nous reſpirons par les narines : on la voit auſſi s'épaiſſir,
lorſque le froid ou la chaleur ont
condenſé ou raréſié le ſang qui
ſe diſtribue à la tête, ſur-tout aux
parties externes, en dilatant ou
reſſerrant trop les vaiſſeaux qui y
portent le ſang.

La matière des odeurs eſt
très-ſubtile ; ſes parties ſont cependant plus ou moins ténues,
ſuivant les corps dont elle vient.
Les odeurs conſervent toujours
quelque choſe de la nature des
corps dont ils ſortent, puiſque

X v

l'odeur de l'abſynthe laiſſe ſur la langue l'impreſſion d'amertume, qu'excite l'abſynthe que l'on mâche ; & qu'un nombre preſque infini d'expériences ſe réunit pour prouver l'analogie qui ſe trouve entre l'effet que les corps odoriférans produiſent ſur notre machine, pris par le nez ou par la bouche. Les corps odoriférans donnent leur odeur avec plus ou moins de facilité ; les uns n'ont beſoin que d'être expoſés à l'air libre, les autres veulent être broyés, ou frottés, ou diſſous, ou brulés pour répandre leur odeur : cela dépend de l'adhérence plus ou moins forte de leurs parties. Malgré la fineſſe des parties odoriférantes, qui eſt telle qu'un grain de muſc, par exemple, après avoir parfumé

un espace confidérable , n'eſt
point diminué de poids ſenſible-
ment, malgré le mouvement continuel & en tout ſens de ces
parties ; elles ne peuvent pénétrer le verre , puiſque l'on garde
dans des bouteilles fermées her-
métiquement les acides les plus
concentrés , & les odeurs les
plus pénétrantes , ſans qu'il s'en
échappe la plus petite partie.

Pour que nous ayons la perception de l'odeur d'un corps,
il faut, 1°. que la membrane pituitaire ait une certaine ſoupleſſe ; lorſqu'elle eſt relâchée par
une trop grande quantité de ſé-
roſités, comme lorſqu'on eſt en-
chifrené , ou lorſqu'elle eſt trop
tendue , l'odorat eſt altéré , & ſe
fait d'une façon imparfaite : 2°.
il faut que nous faſſions une in-

X vj

spiration, qui détermine les particules odoriférantes à se porter dans les narines, dont la figure conique rapproche les corps qui doivent exciter l'odeur. Alors les fibres nerveuses de la membrane pituitaire reçoivent un ébranlement plus ou moins considérable à raison des personnes. Car l'odorat, aussi bien que le goût est susceptible de variétés infinies ; ce qui vient de la disposition, tant de l'organe, que des corps odoriférans : c'est pourquoi telle odeur paroît douce & agréable à l'un, qui déplaît à l'autre, ce qui dépend beaucoup de l'habitude.

Il est difficile de décider si les particules odoriférantes des corps pénètrent dans la masse de nos humeurs ; les Auteurs sont à ce sujet d'avis différens : nous croyons cependant très-probable qu'elles y passent, puisque l'on a vû des gens purgés pour avoir pilé des purgatifs, d'autres pour avoir seulement respiré l'odeur d'une potion purgative ; ce qu'il est difficile, pour ne pas dire impossible, d'expliquer par la communication sympathique des nerfs ; de plus, on lit dans plusieurs Auteurs très-dignes de foi, que des gens ont vêcu plusieurs jours sans prendre de nourriture, en respirant seulement des odeurs; ces faits, quoique très rares, sont confirmés par ce que l'on observe dans les cuisiniers des grosses maisons, qui mangent peu, parce que les sucs des viandes qu'ils respirent, les soûtiennent.

L'odorat est de tous les sens

celui qui veille avec le plus d'attention à notre conservation, en nous avertissant de ne point manger ce qui lui est désagréable; c'est peut-être par cette raison que son organe a été placé si près de celui du goût. Ce qu'il y a de certain, c'est qu'il a beaucoup de rapport avec le goût, * qu'il le guide dans ses opérations; quoique cependant le goût soit souvent affecté de choses qui ne frappent point l'odorat, tels sont les sels; & l'odorat s'apperçoive de certaines qualités dans les corps, qui ne font point d'impression sur le goût.

---

* Cela vient sans doute de ce qu'ils ont l'un & l'autre des nerfs qui sont des rameaux de la cinquième paire.

De l'Ouïe.

L'*ouïe* est le sens par le moyen duquel nous avons la perception du son : il faut, pour entendre autant qu'il est possible, ce qui regarde ce sens, être au fait de son organe & de son objet.

L'organe destiné à nous transmettre les impressions du son est l'oreille, que l'on doit distinguer en externe & en interne ; nous en donnerons une courte description, * car sans cela il ne seroit pas possible de comprendre ce qui regarde l'ouïe.

* Nous n'entrerons ici dans aucun détail, le plan de cet ouvrage ne nous le permet pas ; c'est dans le Traité de l'organe de l'ouïe, par M. *Duverney*, & dans les Œuvres de *Valsalva*, que l'on trouvera tout ce qui a été écrit de mieux sur cette matiere.

L'oreille externe est ce cartilage connu de tout le monde,
sous le nom d'*oreille*, appliqué
contre l'os temporal, recouvert
d'une peau très-mince, garni de
différentes bosses, qui toutes en
formant un pavillon semblable à
celui d'une trompette, viennent
se réunir en un canal qui conduit dans l'intérieur de l'oreille.
Ce canal est en partie cartilagineux, en partie osseux, & se termine à la membrane du tympan :
dans ce canal on trouve plusieurs
glandes qui séparent une humeur
grasse, fort amère destinée à
entretenir la souplesse dans la
membrane du tympan, & à en
écarter les ordures & les animaux ; l'excès ou le trop de consistence de cette humeur produit
une espèce de surdité, qui se

guérit aifément par la propreté.
La membrane du tympan eft liffe
& polie, compofée de trois lames, enchaffées dans un cercle
offeux ; cette membrane eft en-
foncée dans fon milieu, & forme une efpèce de cône. Cet enfoncement eft produit par le man-
che du marteau. Car dans la cavité du tympan on trouve quatre
petits os, fçavoir ; le marteau,
l'enclume, l'os lenticulaire, &
l'étrier, ainfi nommés par une
forte de reffemblance qu'ils ont
avec ce dont ils portent le nom.
Ces quatre petits os font dans
l'inftant de la naiffance au point
de dureté où ils font dans l'âge
avancé, ils font tous quatre articulés enfemble, & tiennent par
le marteau à la membrane du
tympan, ce qui établit une com-

munication entre toutes les parties de l'organe de l'ouïe. La
caiſſe eſt une cavité irrégulièrement elliptique, garnie d'un
périoſte très-fin: on y obſerve
quatre ouvertures, par l'une elle
communique * avec la bouche
par la trompe d'*Euſtache*, c'eſt
pour cela que les ſourds entendent mieux, la bouche ouverte;
par une autre elle va ſe rendre
dans les ſinuoſités de l'apophyſe
maſtoïde; les deux autres enfin
s'appellent l'une fenêtre ronde,
& l'autre fenêtre ovale, & ſont
toutes deux fermées par une
membrane.

La partie la plus intérieure de
l'organe de l'ouïe eſt le labyrin-

* Voyez à ce ſujet une Thèſe ſoûtenue en
1748. par M. *Dienert*, actuellement D. M. P.
dont le point eſt, *An abſque membranæ tym-*
pani aperturâ topica in concham injici poſſint?

the ainsi nommé par rapport à ses différens contours : il est renfermé dans la partie de l'os temporal appellé la roche : on y distingue trois parties, sçavoir ; le vestibule, les canaux demi-circulaires, & le limaçon : le vestibule est situé au milieu du labyrinthe, sa figure est irrégulière, il communique avec la cavité du tympan par la fenêtre ovale ; on y observe aussi cinq ouvertures, qui sont produites par l'extrémité des trois canaux demi-circulaires, dont l'un porte le nom de vertical supérieur, l'autre de vertical postérieur ou oblique ; le troisième enfin d'horisontal : le vertical supérieur & l'oblique se réunissent à une de leurs extrémités, & ne forment par cette raison qu'une ouverture commune. Le

limaçon eſt un canal tourné eñ
ſpirale, comme le coquillage
dont il porte le nom ; il fait deux
tours & demi depuis ſa baſe juſqu'à ſa pointe : ce canal eſt parta-
gé en deux rampes par une lame
moitié oſſeuſe, moitié membraneuſe : il eſt percé à ſon noyau
pour donner paſſage au nerf qui
ſe diſtribue depuis ſa baſe juſqu'à
ſa pointe, & jette un nombre
infini de petits rameaux par les
ouvertures latérales qui ſe rencontrent.

Outre toutes les parties que
nous venons de nommer, l'organe de l'ouïe reçoit quantité
d'artères & de veines qui viennent de la temporale, de la carotide interne, de la vertébrale,
de la ſtylo - maſtoïdienne, &c ;
mais ces vaiſſeaux n'ont rien de

particulier ; c'est pourquoi nous renvoyons aux différens Traités d'Anatomie à ce sujet : ce que nous devons observer ici, ne regarde que les nerfs qui viennent se distribuer à l'organe de l'ouïe. Ils tirent leur origine des nerfs vertébraux du col ; mais le principal est celui qu'on appelle *auditif* ; il est divisé en deux portions dont l'une est nommée *molle*, & se distribue aux parties internes de l'oreille, & sur-tout au labyrinthe; l'autre est appellée *dure*, & donne des rameaux au tympan, aux parties externes de l'oreille, à la face, au col, & communique avec la cinquième paire.

Telles sont les parties destinées à nous transmettre la sensation des sons ; mais avant d'en expliquer les ufages, qui font cependant peu connus, & fur lefquels les Auteurs ne font point d'accord ; avant d'expofer le méchanifme par lequel nous entendons, difons quelque chofe de l'objet de l'ouïe.

L'objet de l'ouïe eft le fon, que l'on doit confidérer fous deux points différens, c'eft-à-dire, 1°. relativement au corps fonore, 2°. relativement au milieu qui le tranfmet.

Dans le corps fonore le fon vient du trémouffement de fes parties, comme chacun peut aifément s'en convaincre en appuyant la main fur un corps, qui rend pour lors du fon : car on fent un certain frémiffement, & on vient même à bout d'arrêter le fon, fi l'on appuye un peu fort. Ces vibrations fuppofent une certaine roideur & une certaine cohéfion dans les parties des corps fonores, pour pouvoir être comprimées & fe rétablir par leur reſſort. C'eſt pour cela que les corps font plus ou moins fonores à raifon de la tenfion & du reſſort de leurs parties inté-grantes : en général on peut éta-blir fur les fons les règles fui-vantes.

1°. Plus, à chofes égales, dans un temps donné il fe fait de vi-brations, plus le fon eſt aigu ; moins il s'en fait, plus le fon eſt grave.

2°. Plus le corps fonore eſt tendu & élaſtique, plus, à cho-fes égales, le fon eſt aigu; le con-traire s'obferve conſtamment dans le trop peu de tenfion, & de reſſort.

3°. Plus les cordes fonores font courtes, plus, à chofes éga-les, le fon eft aigu ; la longueur produit l'effet contraire.

De ce que nous venons de dire on doit conclure que l'on doit divifer les fons en graves & en aigus, dont les nuances font infinies, puifque, fuivant M. *Haller*, * le fon le plus grave ne fait en une minute que trente vibrations, pendant que le plus aigu en fait 7520 dans le mê-me temps.

Malgré les vibrations des corps fonores, nous n'aurions point eu la fenfation du fon, s'il ne s'étoit point trouvé un mi-lieu propre à nous en tranfmet-tre l'impreffion. Ce milieu eft l'air, comme il eft aifé de s'en af-

* Page 249.

furer

surer en mettant un corps sonore dans la machine pneumatique ; car le son s'affoiblit à mesure que l'on pompe l'air, & cesse lorsque l'on l'a tout ôté. Lors donc qu'on a excité des vibrations dans un corps sonore, ses parties sont fléchies, mais venant à se rétablir par leur ressort dans leur ancien état, elles communiquent à l'air environnant le même ébranlement, & éxcitant le son, qui parcourt de proche en proche, par des rayons semblables à ceux de la lumière, l'espace de 173 toises par seconde, comme on s'en est assuré par des expériences réitérées. Le son se répand toujours avec la même vîtesse, soit qu'il soit fort, soit qu'il soit foible. Les variétés que l'on observe sur la prom-

Y

ptitude avec laquelle il fe communique ne viennent que de l'é-
lafticité ou de la denfité plus ou
moins grande de l'air, comme
on l'obferve dans les brouillards
épais, où à peine entend-on les
bruits les plus forts. Nous avons
dit que le fon fe répandoit par
rayons, qui partoient du corps
fonore, & qui fe diftribuoient
dans toute la circonférence; mais
lorfqu'ils rencontrent un corps
dur, ils fe réfléchiffent, & forment ce qu'on appelle *écho*. Il
faut cependant pour que nous
puiffions le diftinguer, qu'il y ait
une certaine diftance entre ce
corps, & celui d'où part le fon;
de plus, il faut que ce corps ait
une efpèce de figure concave
pour pouvoir réunir les rayons
fonores; car fans cela ils fe dif-

persent, & ne se font point entendre ; ce qui est prouvé, parce
que l'écho ne s'entend que dans
un seul endroit, qui est le point où
les rayons se réunissent. Voyons
maintenant par quel méchanisme la sensation du son nous est
communiquée.

Lorsque les parties d'un corps
sonore ont été mises en mouvement, c'est-à-dire, lorsque le
son a été produit, il se répand
dans l'air par rayons, qui partent
du corps sonore, l'oreille les réfléchit, les ramasse, & les diri-
ge vers le méat auditoire : la
figure conique de l'oreille, ses
différentes éminences, sa mobilité plus sensible cependant dans
les animaux que dans les hommes, tout concourt à prouver
cette vérité : aussi lorsqu'on veut

mieux entendre, on augmenté la capacité de l'oreille ſoit avec la main, ſoit avec un cornet, pour réunir une plus grande quantité de rayons ſonores, & fortifier leur action. Ces rayons ſe rapprochent, & vont frapper la membrane du tympan, qui pour lors ſe met à l'uniſſon avec le corps ſonore : cet accord de la membrane avec le corps ſonore vient de ſa tenſion plus ou moins grande, qui dépend de l'action des muſcles du marteau. Le trémouſſement de la membrane communique ſon mouvement au marteau, à l'enclume, à l'os orbiculaire, à l'étrier. Le muſcle de ce dernier os, en ſe contractant tranſmet l'impreſſion qu'il a reçue à la fenêtre ovale, ſur laquelle il eſt appuyé ; la membrane qui recouvre cette fenêtre, occasionne un ébranlement à l'air renfermé dans le vestibule, & dans le limaçon, & par ce moyen au nerf qui tapisse l'intérieur des canaux demi-circulaires & du limaçon ; toutes ces différentes réflections du son le rendent plus fort & plus sensible ; car personne n'ignore l'effet que produisent les instrumens, tels que les porte-voix, les cors de chasse, &c, aussi bien que la disposition d'un bâtiment, pour multiplier & fortifier les sons. On rapporte à ce sujet que *Denis le Tyran* avoit fait construire une prison disposée de façon, que de la chambre du géolier on pouvoit entendre tout ce que disoient les prisonniers même à voix basse.

Y iij

Lors donc que toutes ces parties ont été ébranlées par les
rayons sonores, leurs vibrations
font impreſſion ſur la portion
molle du nerf auditif, qui revêt
tout l'intérieur de l'organe de
de l'ouïe, & que l'on doit regarder comme la ſeule partie qui
ſoit deſtinée à exciter dans le
réſervoir commun du ſentiment,
la ſenſation du ſon. En vain a-t-
on cru que la membrane du tympan en étoit le principal organe,
puiſque l'on a vû des gens entendre, quoiqu'elle fût détruite; elle
ne ſert donc qu'à la perfection
de ce ſens. Il en eſt de même
des autres parties de l'organe de
l'ouïe.

Quant à ce qui nous fait diſtinguer les différens tons, il faut
l'attribuer particulièrement à la

quantité plus ou moins grande de vibrations, qui dans les corps sonores produit les tons graves ou aigus, & qui nous communique la même impression. De plus, la membrane du tympan concourt à nous aider dans cette distinction par la facilité avec laquelle elle devient plus ou moins tendue : peut-être aussi les lames transversales du limaçon, qui sont d'inégales longueurs, y contribuent-elles aussi ; à peu-près comme on voit arriver à une corde d'instrument, qui fait des vibrations, lorsque l'on chante sur un ton qui est d'accord avec elle.

Tel est le méchanisme par lequel nous avons la perception des sons : tout ce qui peut multiplier les vibrations, & réunir

les rayons fonores eft propre à
rendre cette fenfation plus parfaite ; tout ce qui produit un
effet oppofé, la détruit, ou l'altère. Ce que nous avons dit fuffit pour expliquer les principaux
phénomènes d'un fens auquel
nous devons tous les agrémens
de la fociété, & fans lequel nous
ne pouvons y gouter aucun plai-
fir : c'eft pour cela que les fourds
font triftes, inquiets, mélancholiques, tandis que les aveugles
font toujours gais.

De la Vûe.

Nous terminons par la *vûe*
ce qui regarde les fens, par rapport à la complication des inftru-
mens que la nature a mis en œuvre pour cette importante fon-

étion, qui nous fait jouir du fpe-
étacle de l'univers entier, en
nous mettant à portée de diftinguer les couleurs, les mouvemens, la grandeur de tous les
corps de la nature.

L'objet de la vûe eft la lumière
& les couleurs : c'eft à la Phyfique à éxaminer, fi la matière
de la lumière eft la même que
celle du feu, fi les couleurs dépendent des vibrations plus ou
moins vives que font les corps
en réfléchiffant les rayons de la
lumière; ou fi ces rayons font eux-
mêmes colorés, & ne nous
donnent dans les corps la fenfation de telle ou telle couleur,
que parce que ces mêmes corps
abforbent certains rayons, & en
réfléchiffent d'autres. Notre objet ne nous permet pas d'entrer

X v

dans aucune difcuffion fur ces
articles : qu'il nous fuffife de dire
ici que tous les corps font ou diaphanes ou opaques. L'opacité
vient de l'obliquité de leurs pores ; la tranfparence dépend de
la rectitude de ces mêmes pores ;
qui permet à la matière de la lumière de les pénétrer.

Les yeux font l'organe de la
vûe, ils font au nombre de deux,
renfermés chacun dans une cavité offeufe, nommée orbite,
compofée de fept os, garnie d'une
grande quantité de graiffe, pour
fervir comme de couffins, afin
d'empêcher les yeux de fe bleffer
contre les os dans leurs différens mouvemens. Le bord fu-
périeur de l'orbite eft recouvert
d'une peau plus épaiffe, & de
beaucoup de graiffe, c'eft de-là

que partent des poils rangés en forme d'arcs, connus fous le nom de *fourcils*, dont l'ufage eft d'arrêter la fueur qui découle du front, & d'éloigner de la cornée les corpufcules qui voltigent dans l'air. Chaque œil eft recouvert par deux paupières, l'une fupérieure, l'autre inférieure, qui par leur union forment deux angles, l'un qui touche au nez, appellé *grand angle*, ou *angle interne*, l'autre au côté oppofé, nommé *petit angle* ou *angle externe*. Les paupières font compofées d'une peau très-fine, de mufcles, & d'une membrane liffe & polie, qui touche au globe de l'œil, dont en fe repliant elle recouvre une partie : on l'appelle *conjonctive* : à leur bord inférieur eft un cartilage nom-

mé *tarſe*, garni de poils, connus
ſous le nom de *cils*, dont l'uſage eſt de modérer l'action des
rayons de la lumière, & d'éloigner des yeux les petits corps
qui voltigent dans l'air. On trouve à la racine des cils de petits
vaiſſeaux excrétoires, d'où coule une humeur gluante & viſqueuſe, deſtinée à entretenir la
ſoupleſſe des cartilages : lorſque
cette humeur eſt plus épaiſſe ou
plus abondante, elle forme la
chaſſie, plus commune chez les
vieillards & chez les enfans. Les
paupières, ſur-tout la ſupérieure,
ſont dans un mouvement continuel ; par ce mouvement le globe de l'œil eſt débarraſſé des ordures, qui auroient pû s'y attacher ; & de plus, ce mouvement
ſert à lui conſerver la ſoupleſſe
qu'il doit avoir.

Le globe de l'œil eſt de figure ovale , on y obſerve trois
membranes , trois cavités , &
trois humeurs différentes.

La plus extérieure eſt la *cornée* , elle eſt une prolongation
de la dure-mère , & ſe diſtingue
en *cornée opaque* ou *ſclérotique* ,
ſituée à la partie poſtérieure , &
en *cornée tranſparente* , qui eſt la
portion antérieure.

La membrane , qui ſe trouve
deſſous la cornée immédiate-
ment , eſt la *choroïde* ; c'eſt , à ce
que l'on croit , une prolongation
de la pie-mère ; elle s'étend depuis le tronc du nerf optique ,
juſqu'au bord de la cornée tranſparente , à laquelle elle eſt for-
tement unie : là elle ſe replie
pour former un plan circulaire
appellé *uvée* , percé dans ſon

milieu : la circonférence de cette ouverture se nomme *iris*, * & le trou porte le nom de *pupille* ou *prunelle*, qui se dilate ou se contracte suivant la vivacité plus ou moins grande de la lumière; cette contraction & cette dilatation est dûe aux fibres de l'uvée : ce resserrement est particulièrement sensible dans les chats, dont la prunelle dans le jour s'allonge beaucoup, & ne s'arrondit que la nuit, ou lorsque le jour est baissé : dans l'homme au contraire elle est toujours ronde, seulement plus ou moins dilatée, à raison de la vivacité de la lumière. La face interne de la choroïde est très-noire.

* Cette partie a reçu ce nom par rapport aux différentes couleurs qu'elle a, & dont on ignore la cause.

La troisième membrane est la *rétine*, plus semblable à une sorte de mucus, qu'à une membrane ; on la regarde * comme une expansion de la portion médullaire du nerf optique ; elle est située au fond de l'œil, & ne s'étend pas plus loin que le bord du crystallin : la plûpart des Auteurs la regardent comme le principal organe de la vision, ce qui souffre cependant des difficultés, comme nous le verrons plus bas, en éxaminant le méchanisme de la vision.

On trouve dans l'œil trois humeurs différentes renfermées dans les cavités, formées par ces trois membranes.

* *Winslow*, D. M. P. est d'un sentiment opposé, sur l'origine de ces trois membranes.

La première est l'humeur *aqueuse*, ainsi nommée par rapport à sa ressemblance avec l'eau; elle est fort abondante, elle se répare promptement, lorsque quelque accident en a diminué la quantité; elle est fournie par l'extrémité des artères; c'est même pour cela qu'elle se reproduit si promptement : car lorsque l'œil en est privé, alors l'extrémité des artères n'étant plus pressée, laisse échapper plus aisément la sérosité destinée à la reproduire : cette humeur occupe dans l'œil un espace que l'on distingue en deux chambres, sçavoir; l'antérieure, qui est séparée par l'uvée, & qui communique avec la moyenne par la pupille; la troisième chambre & partie de la seconde est occupée par les deux autres humeurs dont nous allons parler.

Le *cryſtallin*, improprement nommé humeur, eſt un corps ferme, tranſparent, enveloppé d'une membrane très-fine, de laquelle on le ſépare très-aiſément : il eſt d'une forme lenticulaire, plus convèxe poſtérieurement qu'en devant ; il eſt en quelque ſorte enchaſſé dans une cavité qui ſe rencontre à la face antérieure de l'humeur vitrée ; il paroît compoſé de pluſieurs lames : à raiſon des différens âges ſa conſiſtance eſt différente ; juſqu'à trente ans ou environ il n'eſt pas plus ferme dans un endroit que dans un autre ; enſuite ſon centre devient plus ſolide, ce qui donne ſouvent bien des difficultés dans l'opération de la cataracte.

La troisième & dernière humeur est la *vîtrée*, ainsi nommée par rapport à une sorte de ressemblance qu'elle a avec du verre fondu. Elle est composée d'un très-grand nombre de petites cellules qui ne communiquent point entr'elles , & renferment une humeur parfaitement analogue à l'humeur aqueuse : toutes ces petites cellules sont enveloppées d'une membrane très-fine , que l'on croit être un prolongement de l'uvée.

Les artères qui se distribuent dans les yeux, viennent des carotides internes & externes ; beaucoup de ces vaisseaux deviennent lymphatiques ; c'est à leur dilatation qu'est dûe l'inflammation , qui arrive quelquefois aux yeux , lorsqu'ils permettent à la partie rouge du sang de pénétrer dans leurs cavités : quant aux veines elles vont se terminer aux jugulaires.

Les nerfs optiques ne sont pas les seuls qui se distribuent dans l'œil ; * il reçoit des rameaux de la troisième, de la cinquième & de la sixième paire : toutes ces branches se distribuent dans les muscles de l'œil, dans ses membranes, dans la glande & le sac lacrymal.

Nous avons dit que l'œil étoit toujours humecté ; cette humidité est entretenue par une liqueur ténue & limpide, séparée dans une glande un peu applatie, en-

___

* C'est sans doute à cette quantité de nerfs que l'on doit attribuer la sensibilité des yeux, qui s'affectent des différentes passions qui nous agitent, & que l'on regarde par cette raison comme les miroirs de l'ame.

veloppée de graiſſe, ſituée à la partie ſupérieure de l'orbite, dans un enfoncement qu'on y obſerve. Lorſque cette glande eſt irritée par quelque paſſion violente, ou par quelqu'autre cauſe, il ſe ſépare une plus grande quantité de cette humeur, connue pour lors ſous le nom de *larmes*, qui ſe répandent ſur les joues: mais dans l'état naturel, le mouvement de l'œil & des paupières pouſſe cette humeur vers l'angle interne, où elle eſt repriſe par les points lacrymaux, qui ſe terminent dans le ſac lacrymal, où vont ſe rendre les larmes, pour ſe décharger dans le nez, en paſſant par le conduit naſal. L'obſtruction des points lacrymaux dans les vieillards, occaſionne le larmoyement auquel ils ſont ſujets.

Les mouvemens des yeux
font fréquens & rapides, ils font
produits par l'action de fix mufcles, dont quatre font appellés
droits, & deux font nommés *obliques*; l'action de chacun de ces
mufcles fait faire à l'œil tous fes
différens mouvemens; l'infpec-
tion de ces mufcles fur le cadavre fait comprendre aifément
leurs ufages, fur lefquels nous
ne nous arrêterons pas; il fuffit
feulement de dire ici que les
tendons de ces fix mufcles forment une expanfion, qui recouvre l'œil jufqu'à la cornée tranfparente, & que l'on appelle la
tunique albuginée.

Avant d'expliquer le méchanifme de la vifion, il faut avoir
préfentes les deux régles fuivan-

tes : 1°. plus le fluide, dans lequel paſſent les rayons de la
lumière, eſt denſe, relativement
à celui dont ils ſortent, plus les
rayons s'approchent de la perpendiculaire : 2°. le contraire
s'obſerve, lorſque le milieu d'où
ſortent les rayons de la lumière
eſt plus denſe, que celui dans
lequel ils pénètrent. Ces principes ſont conſtans, & doivent
faire conclure que la lumière ſe
meut avec plus de facilité dans
un milieu denſe, que dans un milieu plus rare. Il faut faire attention de plus que la réflection de la
lumière ſe fait de la même manière que celle des autres corps.

Lors donc que les rayons de
la lumière partent d'un point
d'un objet viſible, & viennent

se rendre * à notre œil, ils souffrent différentes réfractions avant
de parvenir jusqu'à la rétine, &
peindre le point d'où ils partent.

Ces rayons forment un cône
dont la pointe est à l'objet, &
la base sur notre pupille : c'est
pourquoi pour exciter en nous
la sensation de l'objet d'où ils
viennent, il faut qu'il se forme
dans notre œil un second cône
dont la base réponde à celle du
premier ; ces deux cônes forment ce qui est connu sous le
nom de *pinceau optique* : les rayons
venant à se réunir sur la rétine,
y excitent une impression, qui
se communique au réservoir commun de toutes nos sensations par
le moyen du nerf optique, dont

---

* La vîtesse de la lumière est huit cens
mille fois plus grande que celle du son.

la rétine n'eſt qu'une expanſion.
Quelques Auteurs ont prétendu
que la choroïde étoit le principal organe de la viſion, mais il
ſuffit, pour réfuter ce ſentiment,
d'obſerver que dans la goutte-
ſereine, qui eſt une paralyſie do
l'organe de la vûe, les nerfs optiques ſont les ſeules parties af-
fectées, comme on en a été
convaincu par la diſſection.

Voyons maintenant quel eſt
l'uſage des différentes parties
dont l'œil eſt compoſé, & ſui-
vons les rayons de la lumière
depuis la ſurface externe de l'œil
juſqu'à la rétine; cet éxamen nous
fournira les moyens d'expliquer
la différence qui ſe rencontre
dans la vûe, à raiſon des différens
ſujets.

Lorſque les rayons de la lumière

mière font arrivés jufqu'à la cornée tranfparente, ils fouffrent une
réfraction * dans l'humeur aqueufe, qui eft plus denfe que l'air,
ils paffent tous par la pupille,
qui fe refferre ou fe dilate, fuivant la quantité, & la vivacité
plus ou moins grande des rayons
de la lumière, & l'éloignement
ou le voifinage de l'objet : ces
mêmes rayons fouffrent une nouvelle réfraction, & s'approchent
de la ligne perpendiculaire en
paffant par le cryftallin, qui eft
plus denfe, que l'humeur aqueufe, quoi qu'en difent certains Auteurs ; & d'ailleurs fa figure convèxe ne contribue pas peu à cette
réunion : la réfraction eft encore

---

* Nous ne parlons point ici de la réfraction que fouffrent les rayons de la lumière
dans la cornée, dont la membrane eft trop
mince pour produire une réfraction fenfible.

augmentée dans l'humeur vitrée ;
toutes ces différentes réfractions
réuniſſent les rayons préciſement
ſur la rétine : pour faciliter cette
réunion, ſans laquelle nous ne
verrions aucun objet diſtincte-
ment, l'Auteur de la nature a
ſçu diſpoſer les muſcles de l'œil
de façon qu'ils peuvent rendre
l'œil plus ou moins convèxe ſuivant le beſoin. Lors donc que
l'œil a beſoin d'être applati, les
muſcles droits ſe contractent ; &
comme ils ont leur attache fixe
au fond de l'œil, ils ne peuvent
agir, ſans rapprocher le cryſtallin de la rétine en comprimant
l'humeur vitrée, & ſans applatir
le devant de l'œil. Quand il faut
au contraire que l'œil ſoit plus
convèxe, les muſcles obliques
ſe contractent, par leur action

ils compriment & allongent le globe de l'œil, rendent la cornée plus convèxe, & reculent la rétine. Tels font les moyens que la nature a employés pour que la réunion des rayons fe fit précifément fur la rétine; moyens qui s'éxécutent le plus fouvent fans que notre volonté y ait part. On doit donc être perfuadé que la repréfentation des objets fur notre rétine fe fait de la même manière que dans la chambre obfcure, & que les objets y font peints de même dans un ordre renverfé, c'eft-à-dire, que les parties fupérieures de l'objet font répréfentées à la partie inférieure de notre œil, & les parties inférieures à la partie fupérieure. Cette vérité eft démontrée par l'expérience fuivante.

Si l'on prend l'œil d'un bœuf
nouvellement tué, que l'on le
dépouille de ſes membranes poſtérieurement, en le mettant à
l'ouverture de la chambre obſcu-
re, & en poſant un papier blanc
peu éloigné, on voit les objets
peints ſur le papier, renverſés.
Mais comment, dira-t-on, eſt-
il poſſible que nous voyions les
objets dans leur ſituation naturelle, ſi effectivement ils ſont
peints renverſés; cela vient de
ce que nous rapportons l'impreſſion au point d'où partent les
rayons de la partie du corps
viſible.

Il eſt aiſé d'expliquer, d'après
ce que nous avons dit, toutes
les différences qui s'obſervent
dans la vûe; pourquoi les jeunes
gens, & ceux qui ont les yeux

très-convèxes ont la vûe fort baf-
fe , ce qui les fait nommer *myo-*
pes : pourquoi les vieillards &
ceux qui ont l'œil trop plat ,
ne diſtinguent que les objets éloignés , & voyent confuſément
ceux qui ſont trop voiſins ; on
appelle *preſbytes* ceux qui ne
voyent bien que de loin. Ces
défauts viennent dans les myo-
pes , de ce que les rayons ſe réuniſſent avant d'être parvenus à
la rétine : & dans les preſbytes
de ce qu'ils ſe réuniſſent dans
un point plus éloigné , que la
rétine. On remédie à ces deux
inconvéniens par des verres con-
caves pour retarder la réunion
des rayons , & par des verres
convèxes lorſqu'il eſt queſtion
d'accélérer cette réunion. On
entend aiſément auſſi par ce qui

a été dit plus haut pourquoi nous ne voyons pas dans les premiers inſtans, lorſque nous paſſons d'un lieu très-éclairé dans un endroit plus obſcur, & pourquoi nous ſentons une ſorte de douleur, lorſqu'en ſortant d'un endroit obſcur, nous entrons dans un lieu très-éclairé : tout cela dépend de la dilatation ou du reſſerrement de la prunelle, qui permet à une plus ou moins grande quantité de rayons de lumière de paſſer. Lorſque le mouvement des artères eſt augmenté, la vûe eſt altérée, cela vient des mouvemens irréguliers excités dans la rétine : les enfans nouveauxnés voyent imparfaitement, ou ne voyent point, on doit l'attribuer à la rugoſité de la cornée produite par le défaut d'une quantité suffisante d'humeur aqueuse pour la tendre au point où elle doit être.

Une question qui a beaucoup embarrassé la plus grande partie des Physiciens est, pourquoi nous ne voyons pas double, ayant deux organes distingués, dans chacun desquels il se forme une image de l'objet? Il y a lieu d'imaginer que cela vient de ce que l'axe des deux yeux répond au même point, car le nerf optique, auquel l'œil est en quelque sorte suspendu, n'est point situé au centre de l'œil, mais est de chaque côté un peu * plus près du nez: ce sentiment est confirmé, par ce qui s'observe dans les gens yvres, ou dans ceux qui changent la direction

* Voyez M. *Haller*, p. 266.

de l'axe d'un de leurs yeux:
dans l'un & l'autre cas on voit
les objets doubles. Il ne faut
donc point penser, comme on
a voulu nous le perfuader dans
un ouvrage moderne, que la
réflection feule nous fait rectifier
cette imperfection dans la vifion,
puifqu'elle ne peut rien fur l'efprit d'un enfant incapable de réfléchir dans le temps où il commence à faire ufage de fes yeux.
De plus, on lit dans le fixième
volume de l'Hiftoire Naturelle,
par M. *De Buffon*, qu'un aveu-
gle, à qui on fit l'opération de
la cataracte fur les deux yeux,
en différens temps, « ne voyoit
» pas double, ou du moins qu'on
» ne put pas s'affurer qu'il eût vû
» d'abord les objets doubles, lorf-
» qu'on lui eût procuré la vûe

» de son second œil. »

Telles sont les principales choses qui regardent la vûe: dans cet article de notre ouvrage, comme dans tout le reste, nous avons tâché de ne rien omettre d'essentiel, sans cependant ex-céder les bornes que nous nous étions imposées. Heureux si nous avons rempli cette vûe, & si ces Elémens peuvent être de quelque utilité à ceux pour qui nous avons principalement tra-vaillé.

F I N.

APPROBATION du Censeur Royal.

J'Ai lû par ordre de Monseigneur le Chancelier un Manuscrit, inti-tulé: *Elémens de Physiologie*, il m'a paru que cet Ouvrage contenoit un abrégé très-clair & très-bien fait de

ce qu'il y a de plus important & de
plus certain dans l'œconomie du corps
humain, & qu'il seroit utile pour tous
ceux qui commencent à étudier en
Médecine. A Paris le 3 Février 1756.

Signé, ASTRUC, *Censeur Royal.*

PRIVILEGE DU ROI.

LOUIS, par la grace de Dieu, Roi de France
& de Navarre : A nos amés & féaux Conseillers, les gens tenant nos Cours de Parlement, Maî-
tres des Requêtes ordinaires de notre Hôtel, Grand-
Conseil, Prévôt de Paris, Baillifs, Sénéchaux, leurs
Lieutenans civils & autres nos Justiciers qu'il appar-
tiendra : SALUT. Notre Amé GUILLAUME CAVE-
LIER, Libraire à Paris, Nous a fait exposer qu'il
désireroit faire imprimer & donner au Public des Ouvrages qui ont pour titre de *Morbo Scorbuto tractatus*,
Autore Severino Eugaleno Doccumano, & la *traduc-
tion Françoise. Elémens de Physiologie. Minéralogie
de Frédéric Hinckel*, traduite de l'Allemand, s'il
Nous plaisoit lui accorder nos Lettres de Privilége,
pour ce nécessaires. A CES CAUSES, voulant favora-
blement traiter l'Exposant, Nous lui avons permis
& permettons par ces Présentes de faire imprimer lesdits Ouvrages, autant de fois que bon lui semblera,
& de les vendre, faire vendre & débiter par tout
notre Royaume, pendant le tems de six années con-
sécutives, à compter du jour de la date des Présentes. Faisons défenses à tous Imprimeurs, Libraires & autres personnes de quelque qualité & condi-
tion qu'elles soient, d'en introduire d'impression
étrangere dans aucun lieu de notre obéissance ; comme aussi d'imprimer ou faire imprimer, vendre,
faire vendre, débiter ni contrefaire lesdits Ouvra-

ges, ni d'en faire aucun Extrait, sous quelque pré-
texte que ce puisse être, sans la permission expresse
& par écrit dudit Exposant, ou de ceux qui auront
droit de lui, à peine de confiscation des exemplaires contrefaits, de trois mille livres d'amende contre chacun des contrevenans, dont un tiers à Nous,
un tiers à l'Hôtel Dieu de Paris, & l'autre tiers
audit Exposant, ou à celui qui aura droit de lui,
& de tous dépens, dommages, & intérêts ; à la
charge que ces Présentes seront enrégistrées tout au
long sur le Registre de la Communauté des Imprimeurs & Libraires de Paris, dans trois mois de la
date d'icelles, que l'impression desdits Ouvrages sera
faite dans notre Royaume, & non ailleurs, en bon
papier & beaux caracteres, conformément à la Feuille
imprimée attachée pour modéle sous le contre-scel
des Présentes ; que l'Impétrant se conformera en
tout aux Réglemens de la Librairie, & notamment
à celui du 10. Avril 1725 ; qu'avant de les exposer
en vente les Manuscrits qui auront servi de copie à
l'impression desdits Ouvrages, seront remis dans le
même état où l'Approbation y aura été donnée, es
mains de notre très-cher & féal Chevalier Chancelier
de France le Sieur DE LA MOIGNON, & qu'il
en sera ensuite remis deux Exemplaires de chacun
dans notre Bibliothèque publique, un dans celle de
notre Château du Louvre, un dans celle de notre
très-cher & féal Chevalier, Chancelier de France le
Sieur DE LA MOIGNON, & un dans celle de notre
très-cher & féal Chevalier Garde des Sceaux de France le Sieur DE MACHAULT, Commandeur de nos
Ordres, le tout à peine de nullité des Présentes. Du
contenu desquelles vous mandons & enjoignons de
faire jouir ledit Exposant & ses ayant cause, plei-
nement & paisiblement, sans souffrir qu'il leur soit fait
aucun trouble ou empêchement. Voulons que la copie
des Présentes, qui sera imprimée tout au long, au commencement ou à la fin desdits Ouvrages, soit tenue
pour dûement signifiée, & qu'aux copies collationnées
par l'un de nos Amés & féaux Conseillers Secrétaires
foi soit ajoutée comme à l'original. Commandons
au premier notre Huissier ou Sergent, sur ce requis,
de faire pour l'exécution d'icelles tous actes requis

& néceſſaires , ſans demander autre permiſſion , &
nonobſtant clameur de Haro, Charte Normande &
Lettres a ce contraire. CAR tel eſt notre plaiſir.
DONNE' à Verſailles , le quinziéme jour du mois de
Mars , l'an de grace mil ſept cens cinquante ſix , &
de notre regne le quarante-unieme. Par le Roi en ſon
Conſeil.

LE BEGUE.

*Régiſtré ſur le Regiſtre XIV. de la Chambre
Royale & Syndicale des Libraires & Imprimeurs
de Paris , Nº. 23. fol. 21. conformément aux anciens Réglemens , confirmés par celui du 28. Février 1723. A Paris , le 19. Mars 1756.*

Signé, DIDOT *, Syndic.*